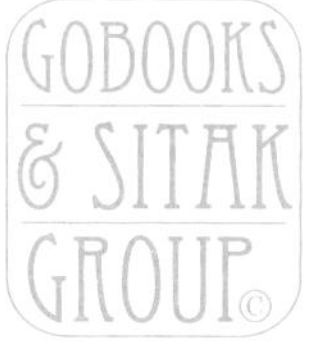
GOBOOKS
& SITAK
GROUP©

生活醫館 128

遠離慢性疲勞！
消除疲累大百科

疲れない大百科

工藤孝文——著

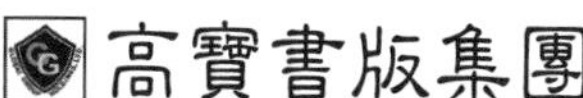
高寶書版集團

前言／

工作 人際關係 家事 育兒……常常忙得團團轉。

好想休息卻沒辦法休息！

傳授給每日忙碌不堪的女性，提升氣力、體力的習慣。

勉強自己過度努力會造成免疫力直直落

「好像感冒了，但得工作才行。」「必須替孩子做飯才行。」……明明覺得好想休息，身體卻仍像這樣動個不停，如此的過度努力會造成自然殺手細胞等免疫力下降，也會削弱對抗病毒的抵抗力。

動不動就感冒，嘴唇上長皰疹，到了真心覺得「唉，身體好像真的不對勁了……」

時，人體會發出防禦體制，為了保護身體而分泌免疫物質。

這個免疫物質能有效抑止病毒，但對大腦卻會造成不良影響，最後引發無法消除的疲勞、不安、抑鬱等症狀。

慢性疲勞是光靠「睡眠」也補不回來的！

免疫物質在腦內形成後，靠具抗壓作用的血清素等神經傳導物質傳達情報的運作就會出錯，而出現各種慢性疲勞的症狀。這跟肉體的疲勞不一樣，屬於大腦的疲勞，可能演變成再怎麼休息，疲勞也無法恢復的危機。

「在電車上希望有位子坐……」「上下樓梯很喘所以搭電梯。」等等，即使體力沒有消耗但「總覺得很累的人」，只能靠喝營養補給品來暫時讓疲勞回復。這類「動不動就很累的人」的根本治療需要從「腦部」來改變。

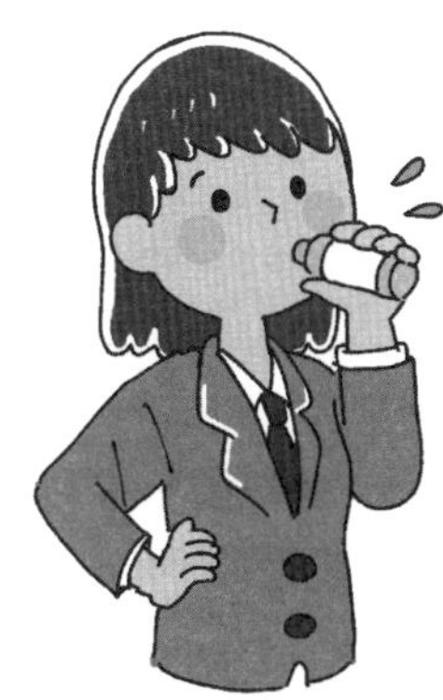

喝營養補充品

因所含的「葡萄糖」使血糖值
急遽上升！暫時性地恢復精神

血糖值急遽上升，又急遽下降
造成低血糖，產生強烈疲勞感

增加「血清素」，打造脫離疲勞的體質！

血清素是與精神穩定及睡眠有密切關係的神經傳導物質。若血清素充足，即可分泌出消除活性氧的褪黑激素。活性氧會降低肌肉與細胞的運作進而產生疲勞感，所以解決活性氧問題就能有助疲勞回復。

自律神經調整好，身心都能輕輕鬆鬆

除此之外，我們也要好好了解自律神經的性質。控制身體的呼吸、心跳、流汗與體溫的是「腦」的自律神經，一旦過度使用就會產生疲勞。自律神經裡有交感神經與副交感神經兩種，運動或使用腦力的工作就會使交感神經發揮作用，造成自律神經的負擔——也就是累了。

為了消除疲勞、預防疲勞，減輕自律神經的負擔是很重

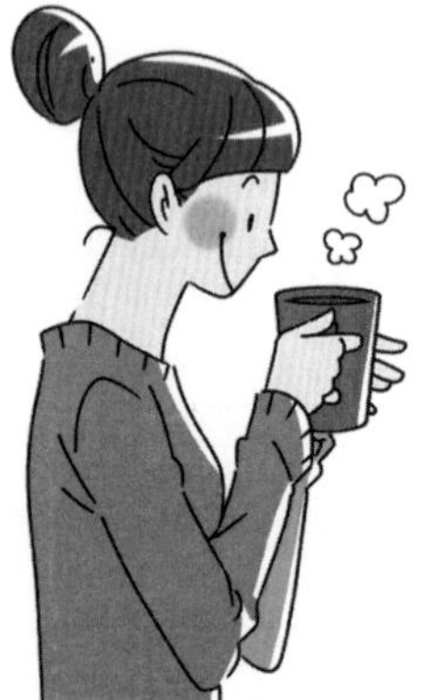

食用能增加血清素的食物

↓

分泌褪黑激素

↓

消除活性氧，消除疲勞！

要的一環。忙碌不堪的每一天就是不間斷地在刺激交感神經，所以我們要常常留心交感神經的切換，一旦切換成專司放鬆的副交感神經，就能整個人變得很輕鬆。

本書不僅介紹能增加血清素的飲食，並從調整自律神經的方法、血液循環、多巴胺等神經傳導物質等觀點，到恢復疲勞的習慣等等，為各位作詳盡的介紹。每個小妙招都很簡單並能立刻實踐，若能成為各位的參考即是本人的榮幸。

前言

PART 1 消除疲累睡眠法

PART 2 消除疲累飲食法

PART 3 消除疲累的生活習慣

PART 4 消除疲累工作法

PART 5 消除疲累的壓力照護

第一次的漢方講座

PART I

消除疲累睡眠法

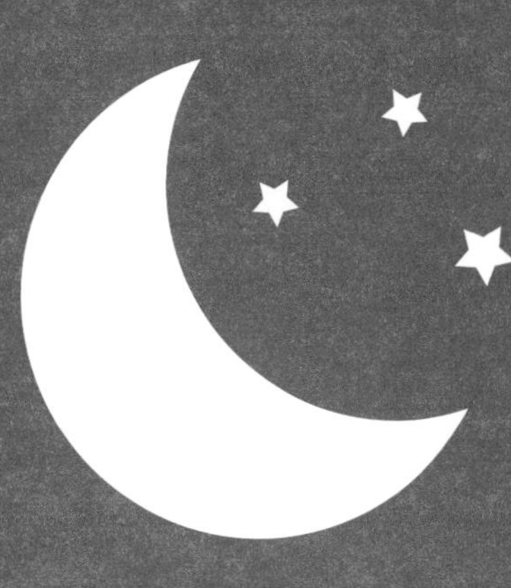

將輾轉難眠＆睡很多仍很累的人，
變身成酣甜入睡的睡美人。

- 睡眠法 -

1

禁止休假日補眠！
每天早晨同一時間起床，
杜絕睡眠疲勞的第一步。

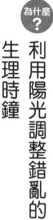

WHY 為什麼?

利用陽光調整錯亂的生理時鐘

我們一般會在白天活動夜晚睡覺，這樣的行動是因為人體內具備了被稱為「時鐘基因組（Clock Genes）」的生理時鐘。也稱作「晝夜節律（Circadian rhythm）」的生理時鐘設定為一天有二十四·五小時。因此，**相對於地球自轉周期的二十四小時，生理時鐘每天會產生三十分鐘的時差。**調節這時差的是太陽光。我們之所以每天都能規律的行動，是因為大腦感知到陽光，而替人們重新設定時差。

WHY 為什麼?

晨光浴防憂鬱！

如果長期過著生理時鐘錯亂無法修正的生活，不僅會產生睡眠障礙，還會出現肥胖、憂鬱症、糖尿病等問題，且可能引起免疫不全、過敏疾患，嚴重時甚至罹患癌症。因此要養成每天早晨固定時間起床，曬太陽做晨光浴的習慣。

就算在固定時間入睡，但只要起床時間不固定就無法順利修正生理時鐘。即使休假日也不要補眠，每天早晨在同一時間做做晨光浴，度過健康的一天吧！

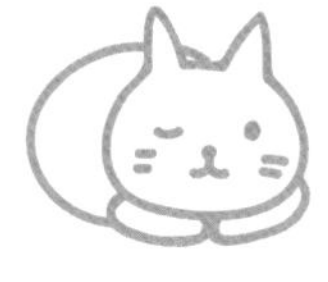

給易疲倦的人來碗心靈雞湯

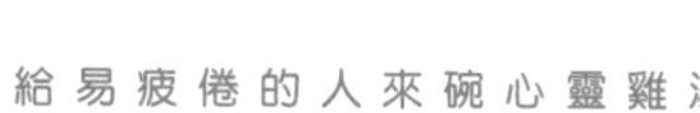

打開窗簾。別忘了這個重要的習慣喔！

- 睡眠法 -

2

「早上喝一杯牛奶」，提升快眠品質。

睡眠荷爾蒙「褪黑激素」的驚人效果

「睡前喝熱牛奶有助睡眠。」（參考五十三頁）這句話很有名，但其實早上更應該喝牛奶！因為牛奶中含有睡眠荷爾蒙「褪黑激素（Melatonin）」源頭的色胺酸（胺基酸的一種）。

要在早上喝的原因在於，**色胺酸需花十四～十六小時，從血清素（神經傳導物質）轉換成褪黑激素。**早上喝的話，到睡前剛好轉換成褪黑激素，即可打造出品質優良的睡眠。

WHY 為什麼?

早上也建議吃納豆或香蕉

褪黑激素原料的色胺酸除牛奶以外，也蘊含在各種食材中。譬如魚類、肉類、大豆食品、蛋、堅果、香蕉等富含蛋白質的食材。在早上吃這些食物，也能達到和牛奶一樣的功效，有助晚上褪黑激素的生成。

尤其在方便性與營養層面上，很推薦早上吃納豆（六十九頁中介紹使用納豆製作的「最強早餐」）。**蛋白質不足會對睡眠造成不良影響，從白天就好好來補充吧！**

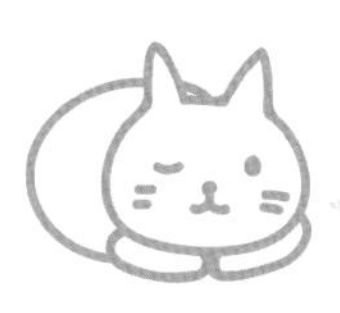

給易疲倦的人來碗心靈雞湯

早餐的蛋白質會帶來整夜的熟睡。

- 睡眠法 -

3

「睡了覺仍無法消除疲勞」的人，七小時的睡眠時間效果最好。

WHY 為什麼？

睡眠不足是造成肥胖的原因?!

各位！你們曉得睡眠不足有可能是肥胖的原因嗎？**一旦睡眠不足，「瘦蛋白」這個能抑制食欲的瘦身荷爾蒙就會減少，造成食欲變大。**一般來說睡眠時間需要七小時左右。依不同年齡與季節，最適合的睡眠時間人各有異，但最少也要必須睡到六小時。而且，睡眠不足也是生活習慣病或憂鬱症產生的原因，必須要注意。

此外，也有睡眠時間超過八小時以上會減少壽命的說法，所以最好也要避免睡太多。

分段睡眠也沒問題！

有時也會有無法獲得充足睡眠的時候。這時**若能以分段睡眠的方式「總計睡滿七小時」，就能保持十足的健康。**

人類社會是在晚上睡一大覺的「單相睡眠」，這已是一般常識，但生活在自然界的野生動物一天之中會睡很多次覺，這樣的「多相睡眠」也是天經地義的。由此可知，我們人類若將睡眠時間分割也沒問題。重要的是睡眠品質。睡眠品質好的話，即使只小睡二十分鐘，腦袋和身體的疲勞也能恢復。

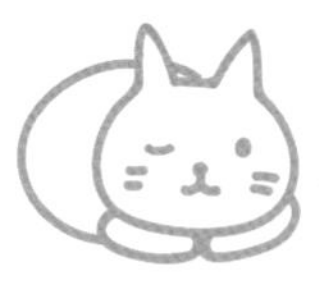

給易疲倦的人來碗心靈雞湯

當天的疲勞當天解除。

- 睡眠法 -

4

疲勞女子的救世主。晚餐時若要多一道菜，就選泡菜！

WHY 為什麼？

GABA可有效對付疲勞與壓力

這幾年「GABA（γ-胺基丁酸）」深受矚目。GABA是使副交感神經發揮作用的神經傳導物質，**具有抑制興奮、疲勞回復、緩解壓力，甚至提高睡眠品質的作用，對生活在壓力社會的現代人簡直可稱不可或缺**。GABA可從營養補充品或食品添加物中輕鬆攝取，本書推薦可吃發酵食品的泡菜。泡菜裡有生成GABA的乳酸菌，每一克含有上億單位，因此光吃泡菜就能有效地生成出GABA。

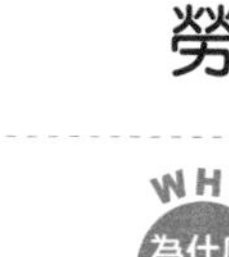

辣椒素能睡得香甜

除此之外，泡菜材料之一的**辣椒裡富含大量有助於入睡的辣椒素（Capsaicin）**。辣椒素具有當體溫上升時，能促進發汗使體溫降下來的作用，幫助我們在入睡時將深層體溫（身體內部的熱）從手腳掌釋放出去，進而能順利入睡。深層體溫會慢慢下降，因此最好是在就寢前的兩～三小時吃泡菜。話雖如此，吃太多泡菜有可能會因為辣味造成自律神經過於亢奮，所以要注意適量即可。

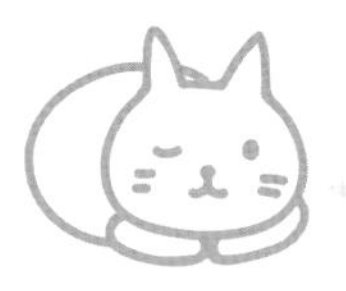

給易疲倦的人來碗心靈雞湯

心浮氣躁的那天就吃泡菜鍋。

- 睡眠法 -

5

睡前先將手機設定抗藍光功能，眼睛跟內心都舒服。

睡不著的原因，來自手機的藍光

WHY 為什麼？

智慧型手機或電腦已是當今現代人不可或缺的物品。然而，這些電子產品所釋放的藍光，會對睡眠帶來各種不好的影響。**一到晚上，人的腦內就會慢慢分泌睡眠荷爾蒙的褪黑激素而感到睡意，但晚上若看藍光等強烈的光源時，腦袋會誤以為是白天，而停止分泌褪黑激素。**藍光的波長既短又散亂，也是眼睛累積疲勞的原因。

晚上十點之後要遠離手機！

WHY 為什麼？

褪黑激素的分泌是從晚上十點持續到睡眠中的深夜兩～三點，讓人體能持續處於深層睡眠中。因此過了晚上十點，盡可能別滑手機。

話雖如此，如果實在做不到的人，可試著將手機螢幕設定為暖色系。若是對眼睛刺激較小的暖色系光，不但能減弱對腦部的刺激也能緩和對睡眠的危害，也別忘了調整光的強度。即使這樣的設定仍對眼睛是種刺激，所以盡可能減少看電子產品的次數吧。

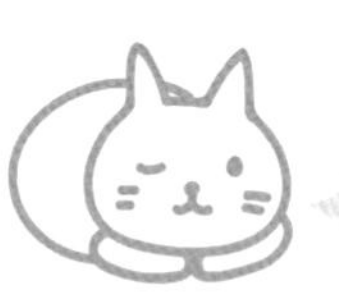

給易疲倦的人來碗心靈雞湯

iPhone有「夜覽」的設定哦！

- 睡眠法 -

6

晚間十點後是魔鬼的時間。想瘦的人提早三十分鐘上床。

會特別想吃東西的危險時間

晚餐明明吃很飽，過了晚上十點仍會有點餓，而不小心打開冰箱覓食。這行為對減肥中的人來說會攝取到多餘的熱量，應該要極力避免，況且這麼晚的時間裡吃零食也是發胖的原因。

因為**從晚上十點到深夜兩點的這個時段，會提高食物的吸收效果。**胃腸裡有剩餘的食物，也是降低睡眠品質的原因，所以深夜吃零食是絕對禁止的。

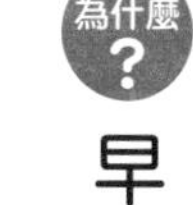

早睡能消除不安與煩躁！

據說晚上會感到飢餓的原因在於人類本能的記憶。很久很久以前，人類仍居住在大自然中的時代時，由於夜晚可能遭天敵攻擊而感到危險與不安，這樣的記憶殘留了下來。

因此，即使在今時今日，到了晚上大腦仍會本能地感受到壓力，為了使副交感神經發揮作用放鬆心情，而有「吃東西」這樣的行為。為了預防深夜吃危險的零食，不熬夜是最佳方法。過了晚上十點最好能盡早上床睡覺。

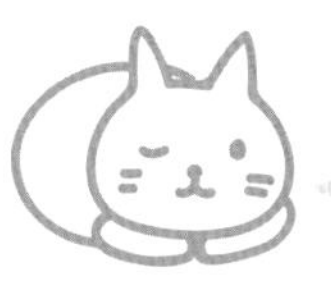

給易疲倦的人來碗心靈雞湯

減肥的第一步是提早三十分鐘上床睡覺。

妥善運用生理時鐘。用 BAML1 蛋白質達到快眠 & 減肥效果

夜晚吃東西會囤積脂肪！

控制我們每日活動與睡眠時機的時鐘基因組，能夠打造出可促進分解「BMAL1 蛋白質」脂肪細胞的蛋白質。

BMAL1 蛋白質會因時段而有所增減，最後會慢慢增加分泌直到深夜兩點達到顛峰。

因此，從晚上十點到早上，即便吃的是同熱量的分量，吸收率也會上升而容易變胖。思及至此，晚餐最好在晚上九點前就結束吧。只要了解這個 BMAL1 蛋白質的結構，減肥就能事半功倍！

BMAL1 蛋白質一日的變化

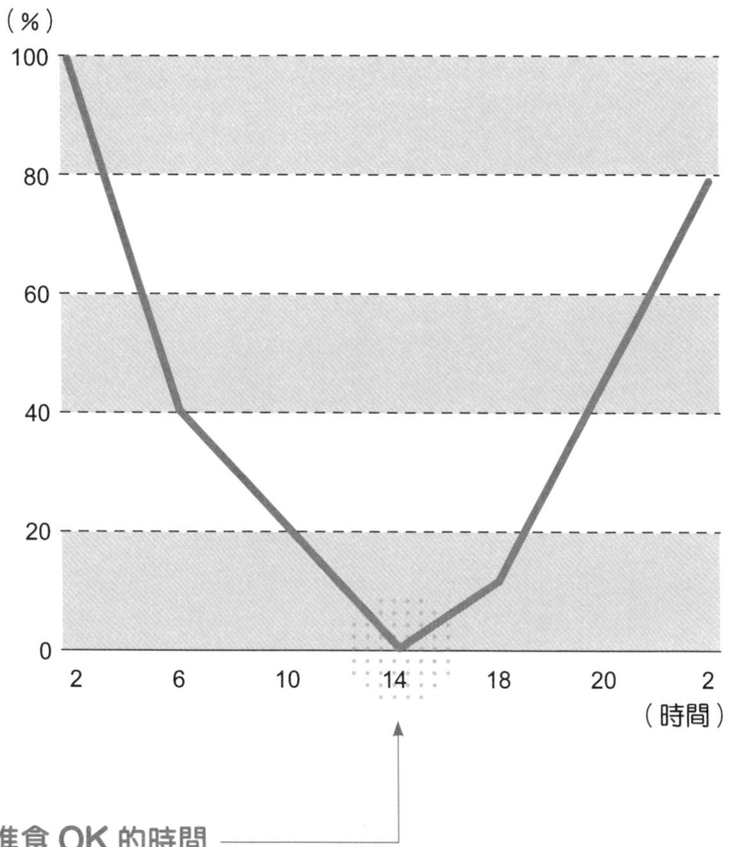

進食 OK 的時間

BMAL1 蛋白質分泌最少的時段是下午兩點左右。如果想吃甜食，最好在吸收率最差的下午兩點～四點的時間帶。這個時間裡吃零食也能有效預防晚餐時吃太多。

- 睡眠法 -

7

臥室可開空調。一顆按鈕，打造舒適的睡眠時間。

臥室的空調開著不關也OK

為了消除疲勞與美容，提高睡眠品質是很重要的一環。調整臥室環境當然就是必要的條件！其中，室溫會大大左右睡眠品質。至今仍有「空調開著不關對身體不好」的誤解，事實其實是相反的。

不開空調，睡在夏天極熱與冬天極寒的氣溫下，對身體造成負擔，自律神經也無法休息而無法充分消除疲勞。開著空調，保持舒適的溫度直到早上吧。

冬天二十度、夏天二十五度是適當的溫度

冬天保持室溫在二十度左右為佳。**起居室與臥室一旦有室溫的差異，會造成自律神經的負擔，所有房間保持相同室溫是最為理想的。**夏天有可能會因為太過炎熱而引起中暑，所以必須調整室內的溫度。溫度在不出汗的程度最適合，但太冷也不好，所以標準值設在二十五度左右為佳。

此外，保持房間一定的濕度也是重點之一。尤其在冬天，開空調時空氣容易乾燥，為了肌膚和喉嚨請好好注意濕度。

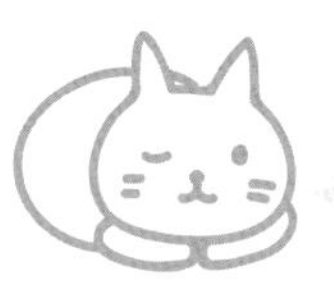

給易疲倦的人來碗心靈雞湯

忍耐才不是美德，要好好疼愛自己。

- 睡眠法 -

8

沐浴時間固定在
睡前一小時前&
微溫的水泡十分鐘。

體溫的升降能促進安眠

人在睡眠之際，深層體溫會慢慢下降抑止代謝，進行睡眠的準備。這時，手腳的皮膚血管會舒張而將身體的熱度釋放出來。睡眠時手腳掌會變熱就是這緣故。

於是乎，**深層體溫下降幅度愈大，腦部的溫度也會下降，能讓我們比較容易入睡。**因此，藉由沐浴先將深層體溫上升，如此一來下降幅度一大就能順利進到入眠模式。沐浴時機在睡前一小時左右是最為理想的。用微溫的水泡十分鐘左右最佳。

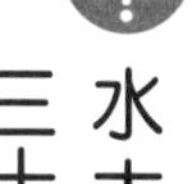

水太熱或泡太久都NG！三十八度左右最適合

熱水的溫度是刺激感較少的「微溫」感覺，建議大約是接近體溫的三十八度左右。**若溫度過熱會刺激交感神經的活躍，有可能反而讓腦部更清醒，所以要小心水別太熱。**

應該有很多人為了美容而泡長時間的澡，但這樣也有可能讓體溫過高，所以不建議這麼做。身體感受到的熱度也會因季節有所變化，請依自己的肌膚感覺來微調水溫。

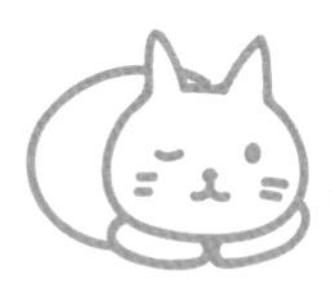

給易疲倦的人來碗心靈雞湯

泡澡別只浸到背部的肩膀，而要浸到前面的胸部。

- 睡眠法 -

9

脫離失眠！臥室用間接照明來平靜紊亂的情緒。

如月光般的暖色光包圍

調整臥室環境時，另一個重點是光線的調整。**大腦的性質是在白天的強光照射下會甦醒，夜晚光線變暗時會想睡覺。**

因此，如果晚上一看到燈光或手機等強光的話，腦內的褪黑激素分泌會停下來，進而促進大腦的覺醒，所以要注意。睡前兩小時關掉房間的螢光燈，切換成具放鬆效果的暖色系吊燈。

睡眠時吊燈也要關掉，建議在完全漆黑的狀態下入睡。

燈放置在腳畔最佳

白熾燈泡的暖色光能啟動副交感神經使腦部放鬆，但**要注意的是，直接的光源映入眼簾有可能使腦部反而更清醒**。間接照明最好是擺在橫躺時看不到光源的地方。可以的話放在比床鋪低的腳畔位置。

此外，理想的燈是用遮罩遮蓋電燈泡，或能調整燈光亮度的燈。調整到令自己感覺舒服的亮度，讓腦部或身體放鬆下來，就能順利進入夢鄉！

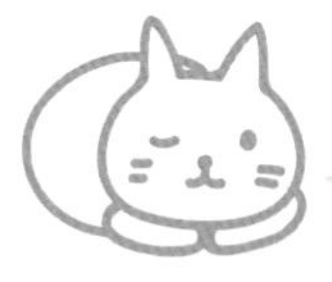

給易疲倦的人來碗心靈雞湯

夜晚會醒來的人，也能靠這樣的小習慣改變。

- 睡眠法 -

10

無咖啡因就安心！究極的晚安飲——「冷泡綠茶」。

WHY 為什麼？

芳香甘味的茶胺酸對消除失眠也很有效

若攝取過多具醒腦作用的咖啡因會造成失眠，已是眾所周知的事實。綠茶明明也含有咖啡因，為何是助眠飲料呢？相信很多人有這樣的疑問吧。其實綠茶只要用冷泡的方式就不會釋出咖啡因。因此，我才會也向孕婦推薦冷泡綠茶。

再加上**綠茶裡也含有抑制咖啡因亢奮作用的甘味成分茶胺酸，是最適合對抗失眠的食物**。用冰塊急速冷卻便容易釋放出甘味，請試看看。

α波也能放鬆腦部

甘味成分茶胺酸（胺基酸的一種）的構造，和大腦內能抑制亢奮的麩醯胺酸非常類似。因此在睡前喝冷泡綠茶，即使白天攝取過多的咖啡因，茶胺酸也能鎮壓住腦部的醒腦狀態，互相抵消。

此外，**攝取茶胺酸也會出現令腦部達到放鬆的α波，最適合疲勞的回復。也可望達到燃燒脂肪的效果**。這是利用自然食材來溫柔對待身體，而且是有助睡眠與美容的飲料。

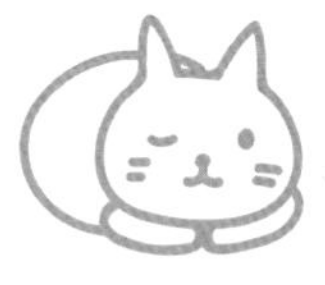

給易疲倦的人來碗心靈雞湯

藉茶胺酸之力，光喝就能變美麗！

- 睡眠法 -

11

絲綢睡衣具有豁出去一買的價值！

直接穿居家服睡覺NG

各位穿的衣服有分居家服或睡衣嗎？或許有人會問「兩者有什麼不一樣嗎？」居家服是在家中醒著時放鬆用穿的，而睡衣是睡眠時穿的。

尤其睡衣會大大左右睡眠的品質，所以不會妨礙睡眠的款式很重要。**理想的睡衣是不會太緊也不會太壓迫。腰圍或手腕上不要有很緊的鬆緊帶或荷葉邊的款式最佳。**選擇自己覺得舒服的材質吧。

夏涼冬暖，最棒的絲綢睡衣

雖然因季節而異，但一般來說人在睡覺時大約會流一公升左右的睡汗。尼龍製等透氣不良的衣服會令床內氣候（棉被與床單間的溫度與濕度）不舒適，擾亂自律神經並降低睡眠品質，所以最好避免。

在此推薦的睡衣材質是萬能的絲綢。絲綢具優質的吸濕性，排濕速度也很快，最適合對付睡覺流汗的問題。除此之外，保暖性也很高，能維持身體在夏天涼冬天暖的狀態下，是睡衣絕佳的材質。

給易疲倦的人來碗心靈雞湯

最不好的睡衣是有帽子的。

- 睡眠法 -

12

腳冷到睡不著……
最終答案就是——
穿襪套＋腳心貼暖暖包。

睡覺時穿襪套OK？NG？

常常聽到女性說，一到冬天，即使洗完澡手腳仍會冰冷得睡不著。然而，穿襪子睡覺的習慣有可能對睡眠帶來不良影響，所以是NG的。**入睡時手腳會釋放出深層體溫幫助入睡，穿襪子的話熱氣就無法完全釋放，導致深層體溫無法順利下降。**

建議可穿襪套。襪套不僅能暖和腳部，這樣的設計也適合讓腳掌釋放熱能，不會妨礙入睡，有助於我們睡個好覺。

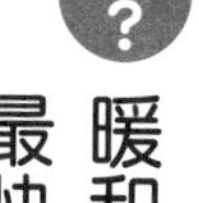

暖和腳踝才是消除寒冷最快的路程

穿襪套的話腳尖不是會冷嗎？或許各位會有這疑問，其實比起腳尖，暖和腳踝才是消除寒冷最快的捷徑。因為腳踝肌肉和脂肪少，較容易覺得冷。**可重點式地暖和腳踝，通過這裡的血液也會暖和起來，就能消除整個腳部寒冷的問題。**

目前已知穿上襪套睡覺半夜醒來的次數也會大幅減少。不僅冬天，在夏天也很有效，所以務必整年都好好活用穿襪套的方法吧。

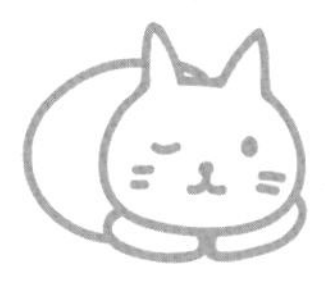

給易疲倦的人來碗心靈雞湯

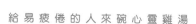

寒冷是疲勞或肥胖之因，且是女性的大敵。

睡眠法 12

一片暖暖包就能瞬間溫暖全身的法寶

在冬天最活躍的暖暖包可以放入外套口袋暖手，或用貼式的暖和背部或肚子，是寒冷天氣裡不可或缺的好東西。

其實，各位可知道人體哪個部位光貼上暖暖包，就能有效溫暖全身嗎？

人體中最能令暖暖包發揮效用的部位就是腳心！出門前在鞋子裡放入小型的貼式暖暖包，就會成為我們對抗寒冷最有力的夥伴。

除腳心外，貼在脖子、腰部或肚子上，暖和效果也很驚人！

請務必要試看看！

帶動全身溫暖的部位

第一名　腳心

每踏出一步，會像幫浦一樣將循環下半身的血液推擠至全身。因此，只要溫暖腳心，通過這裡的血液也會變暖和進而令全身體溫上升。

第二名　脖子

由於脖子有又粗又重要的血管通過，暖和這裡的效果很好。也能很快地暖和到身體。

第三名　腰部

暖和身體中心的腰部，內臟也會變暖和，身體也會一口氣變得暖呼呼！

第四名　腹部

暖和內臟代謝就會提高，加上體溫上升，也能達到減肥的效果。

- 睡眠法 -

13

目標是打造五星級飯店！臥房的設計就是要用「米色系」。

臥室禁止紅色與黑色

各位的臥房設計是以什麼顏色為基底的呢？如果使用紅色或黃色等暖色系或黑色的人，就要當心了。**因為這些顏色會刺激腦部使交感神經活絡，有可能妨礙睡眠。**尤其若使用在窗簾或棉被套等面積大的物品上就NG。

不過，心情沮喪時看到暖色系就能打起精神，所以紅色或橘色的室內設計可以安排在早上睜開眼就看得到的位置吧。

選擇能讓心情平靜下來的色調

臥室的設計最適合的顏色是自然色的米色系。回想一下一流大飯店的房間或許就容易想像。**淡然溫柔色調的米色系，能令副交感神經活絡而順利入眠。**此外，淡藍色或綠色等寒色系也具有很高的放鬆效果。

也可選用能讓心情平靜下來的顏色，或自己喜歡的顏色。只要將面積大的物品顏色一換，就能獲得十足的效果！

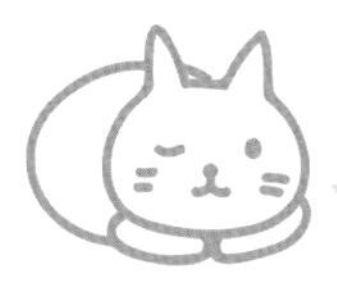

給易疲倦的人來碗心靈雞湯

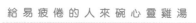

只要改變最上面蓋的棉被顏色即 OK ！

- 睡眠法 -

14

各位試過了嗎？靠入眠儀式，今夜起變成睡美人。

單調的作業能誘發睡意

事務性的作業、在高速公路上開車或讀書讀得很無聊等，不知為何一定會令人很想睡。**由於這類單調的行動會令腦部產生α波，活絡副交感神經，而誘發睡意。**這個效果也獲得科學實證，所以可用這方法，做為入睡的按鍵=入眠儀式。譬如閉上眼睛數數字、讀五頁的書等等找出自己喜歡的行動養成每日睡眠的習慣，就能更加放鬆，提高入眠效果。

WHY 為什麼 ?

單調的作業能引導睡意

入眠儀式最重要的是找出個人專屬的習慣。這時，先找一找睡覺時能讓自己安定心神的行動。**勉強去做不擅長的事，或不喜歡的事會感到壓力使交感神經活絡，反而導致反效果所以NG。**

此外，看手機或平板等釋放強光的電子產品的習慣也會令腦部甦醒，所以要戒掉這習慣。下頁會介紹推薦的入眠儀式，敬請參考。

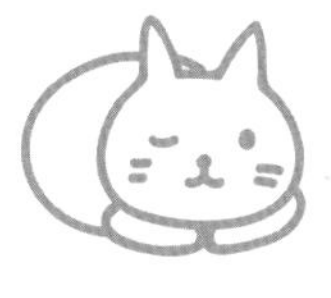

給易疲倦的人來碗心靈雞湯

睡前五分鐘的例行公事其實很重要。

- 睡眠法 -

14

就連睡不著的人，也一定睡得著的入眠儀式

想東想西
與個人反省
全都停止！

「身體明明很累眼睛卻睜很大，到了就寢時間仍輾轉難眠。」……解救這痛苦煩惱的救世主就是入眠儀式。

夜晚頭腦還很清醒的原因是白天高昂的交感神經無法冷靜下來，一直持續醒著。遺憾的是，自律神經無法靠自己控制，所以要好好利用能使副交感神經發揮作用，如開關鈕般的入眠儀式來幫我們。

小時候睡前母親會讀繪本給我們聽，這也算是一種入眠儀式吧。能令我們發呆的單調行動效果最好。

今天立刻就能做的入眠儀式

塗上喜歡的香氛乳液

塗上身體乳液再按摩，不僅能對抗乾燥的問題，也有極佳的放鬆效果。讓副交感神經好好發揮作用順利進入夢鄉吧。

盡量讀困難的書

入眠儀式若是看書，則選擇讀起來很無聊的書。若是喜歡的書會不小心集中精神使腦部醒過來，造成反效果。除此之外，也很推薦看氣氛溫和的寫真集或插畫，好好放鬆身心。

聽能放鬆的音樂

療癒音樂或安靜的古典樂等，能活絡副交感神經的音樂很適合當入眠儀式。節奏快速的音樂會刺激交感神經的運作所以要避開。音量別太大聲，聽起來舒服的程度就好。

睡前刷牙是 NG ！

我想很多人會在睡覺前刷牙，但那其實是 NG 的！刷牙的刺激會使交感神經活絡起來，反而變得難以入睡。因此要在睡前一小時之前就刷完牙。

- 睡眠法 -

15

「右躺睡覺」，
就像嬰兒一樣舒適酣睡。

防止打呼的熟睡姿勢

起床時若感到「總覺得懶懶的」、「沒有熟睡的感覺」，有可能是在睡眠中打呼的關係。**打呼不僅會妨礙熟睡，這個壞習慣也會阻塞氣管引起睡眠呼吸中止症候群，所以必須要有因應對策。**

預防打呼最好的方法是「以右躺的姿勢睡覺」。側躺的話較能確保氣管暢通，不容易打呼。睡眠時無呼吸狀態的頻率也會減少，有這問題的人請務必試看看這方法。

WHY 為什麼 ?

用右躺的姿勢睡覺，也能提高胃的消化能力

以右躺的姿勢睡覺比較好的原因在於，胃的位置是朝向身體右側呈弧狀。身體沿著胃的弧狀橫躺，有助於消化的流動。也能減輕對自律神經的負擔，能夠保有優質的睡眠品質。

睡眠中翻身是很自然的事，半夜改變姿勢也無可奈何，但剛要睡覺時請記得刻意往右躺。活用抱枕之類的睡眠用品，更容易確保氣管的暢通。

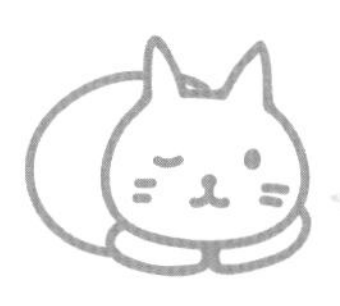

給易疲倦的人來碗心靈雞湯

不理會打呼的毛病，不僅會老化還可能危及生命！

- 睡眠法 -

16

聽起來好像在騙人，但真的會很睏。誘發睡意的吹龍睡眠法。

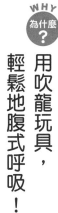

WHY 為什麼？

用吹龍玩具，輕鬆地腹式呼吸！

推薦給失眠患者的是「吹龍玩具」。光吹玩具就能自然地做腹式呼吸，誘發睡意。**腹式呼吸是讓位於肺部下方的橫膈膜上上下下，由於這樣能刺激自律神經（聚集在橫膈膜處）活絡副交感神經，而幫助入眠。**可以在睡眠前，躺在被窩裡的狀態來進行。吹龍玩具可在百圓商店買得到，若手邊沒有這玩具時，以仰躺的姿勢將辭典等厚重的書放在肚子上，讓書本上上下下的狀態來做呼吸。

今天起就能做到，4、7、8呼吸法

介紹另一個輕易就能做得到腹式呼吸的呼吸法。就是最近很多人在討論的「4、7、8呼吸法」。方法非常簡單。嘴巴閉起來花四秒慢慢吸氣，停止呼吸數到七，接著再花八秒慢慢吐氣。睡前重覆三次這動作就能自然入睡。

腹式呼吸能促進血液循環，消除寒冷、水腫與便秘的問題，所以也能達到很棒的美容效果。白天感到疲勞時，做做腹式呼吸也很管用，學會這方法的話就很方便。

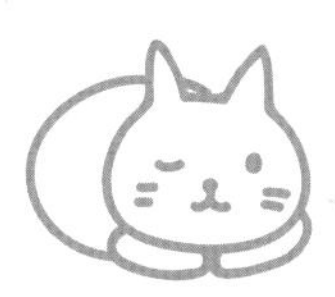

給易疲倦的人來碗心靈雞湯

思緒敏感的人把注意力放在呼吸上關掉思考。

- 睡眠法 -

17

肚子餓到睡不著的人，
就喝熱呼呼的牛奶。

熱牛奶能消除不安

壓力大的現代女性，很多人因為過度緊張的狀態和身體的寒冷，使深層體溫無法釋放，無法好好睡覺或睡眠中身體緊繃而無法消除疲勞。

這種時候可以喝熱牛奶，使手腳的溫度或體溫上升，順利地釋放睡眠時需要的熱能，即可輕鬆入睡。**這樣肚子也會被暖和而促使副交感神經活絡，所以放鬆效果很大。**熱牛奶的溫度要稍微熱一點，差不多需要稍微吹冷的程度。

WHY 為什麼 ?

四十度左右的白開水也很推薦

微溫的白開水也能有效讓我們順利入睡。微溫的白開水和熱牛奶效果相同，能從身體內部暖和起來，再加上深層體溫上升，能有效地切換成副交感神經。

此外，和熱牛奶比起來白開水的熱量較低，也推薦給減肥中的人。溫度大約在四十度。**如果是剛沸騰的熱水會太熱而促使交感神經發揮作用，有可能因而變得更清醒。**等到完全冷下來，溫度差不多時再喝。

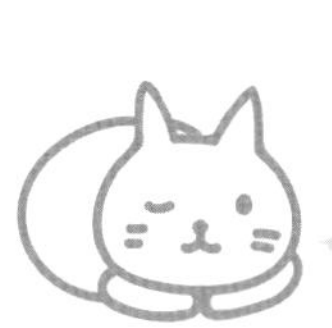

給易疲倦的人來碗心靈雞湯

睡前的「熱呼呼」能帶來快眠！

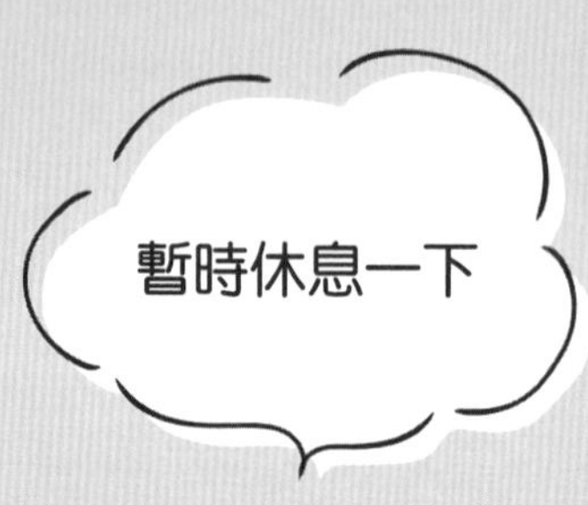

今天的辛苦今天擔，
明天的事情明天再想就好。

PART 2

消除疲累飲食法

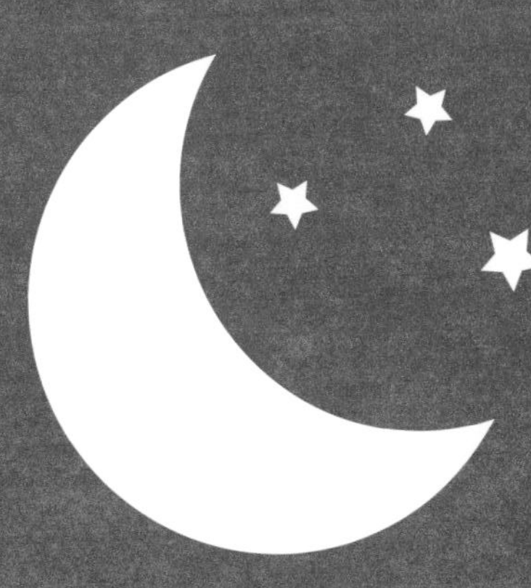

每天疲憊不堪，
覺得身體很重的人，
神清氣爽變漂亮的飲食法。

- 飲食法 -

1

吃超級食材「雞胸肉」每日不知疲憊為何物。

最強成分「含組氨酸的二肽」

雞胸肉以健康且營養滿點的食材深受矚目。雞胸肉不僅脂質少熱量很低且能有效攝取到蛋白質，是不可多得的優秀食材。此外，雞胸肉裡**還富含具疲勞回復與抗氧化作用（細胞的損傷和抑制活性氧）的「含組氨酸的二肽」（Imidazole Dipeptide）**」，簡直是忙碌女性們的救世主！晚餐多加一盤一百克的雞胸肉，就能加速消除疲勞，也不會把疲累帶到隔天。每天吃雞胸肉會慢慢地不再覺得疲累，所以請養成吃雞胸肉的習慣吧。

超簡單！手作雞肉沙拉

雖然知道雞胸肉對身體好，但吃起來柴柴的，或許很多人不曉得雞胸怎麼烹調才好吃。吃起來要多汁的烹調重點就是別煮太久。**基本的烹調方式是全體輕輕撒上太白粉，放入煮滾的熱水中，馬上關火蓋上鍋蓋，悶個二十～三十分鐘即OK**。以削切的方式切雞胸肉會更容易入口。加到沙拉中營養均衡且口感十足，是最強的一盤菜餚！事先做好這道雞肉沙拉，放冰箱冷藏做為常備菜也很方便哦！

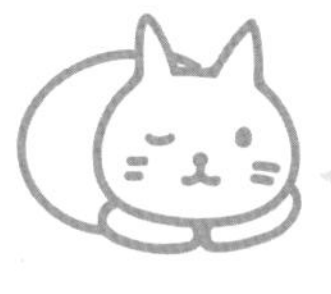

給易疲倦的人來碗心靈雞湯

含組氨酸的二肽對恢復腦部疲勞效果卓越！

- 飲食法 -

2

下午三點之後，改喝「檸檬水」。

雞胸肉與檸檬酸是最強組合！

雞胸肉中所含的含組氨酸的二肽，與檸檬中所含的檸檬酸搭配在一起，能有效提高疲勞回復的成效。況且檸檬酸本身就具有疲勞回復的作用，因此可望達到雙倍的效果。

容易疲勞的人，一天攝取兩顆份的檸檬酸（兩千七百毫克）為佳。

只要將檸檬搾汁製作成檸檬水來喝，再搭每天的雞胸肉，可大大提高對付疲勞的效果，分成幾次來喝，也很OK。

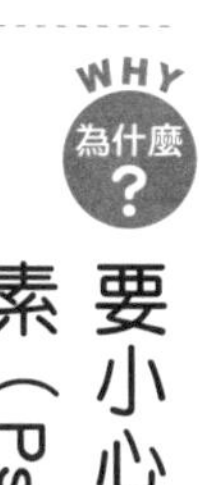

要小心檸檬所含的補骨脂素（Psoralens）！

檸檬水中除了具有疲勞回復效果的檸檬酸之外，也富含美容效果很高的維他命C，簡直就是美麗的點滴。

然而，有一點必須要留意。**檸檬中所含的補骨脂素物質具有照射到紫外線就會產生黑色素的性質，而光會活化這運作。**因此，一大早就喝檸檬水的話，外出時照射到紫外線就容易長黑斑。所以喝檸檬水最好是在紫外線變少的下午三點以後。

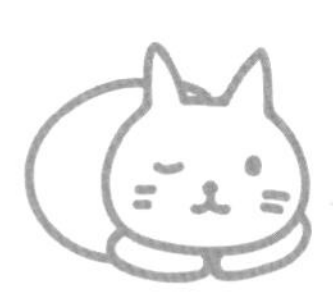

給易疲倦的人來碗心靈雞湯

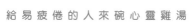

冰箱裡要存放檸檬水與冷泡綠茶！

- 飲食法 -

2

檸檬＋梅子＋黑醋，靠檸檬酸提升力量

檸檬酸和含組氨酸的二肽一起攝取，能提高消除疲勞的效果。其他還有抑制血糖值上昇、促進血液循環或抗老化、美肌效果等，令女性歡心雀躍的作用太多了。

其實，這個優秀的檸檬酸不只存在於檸檬中，其他具酸味的水果、梅子或黑醋等也含有豐富的檸檬酸。一天的攝取量若檸檬則兩顆，若梅子則兩大顆，黑醋則是四分之一杯左右。

將檸檬做成飲料也很簡單，建議每天持續飲用，將雞胸肉和梅子或黑醋加在一起，做成一道菜也滋味十足。

檸檬酸的驚人效果沒話說

富含檸檬酸的水果

第一名　檸檬

純度 100% 的果汁含 6.5g 的檸檬酸，是水果中的第一名。維他命 C 很豐富，也能提高免疫力。

第二名　奇異果

酸味卓越的奇異果含有的檸檬酸也很豐富。含維他命 C 或食物纖維等十七種營養，不愧是萬能的水果。

第三名　草莓

除檸檬酸之外，也富含具抗氧化作用的花色素苷與維生素 C。

黑醋

黑醋也是能攝取到大量檸檬酸的食材之一，且含有豐富的必需胺基酸。黑醋有能讓肉變軟與減鹽效果，也能消除魚腥味，和料理做搭配效果很好。用黑醋炒青菜雞胸肉（中華熱炒），也是能消除疲勞的一道菜餚。此外，喝市售的黑醋飲也很方便。一天適當攝取量是 20 ～ 30ml。黑醋已被證明能使身體不易吸收脂肪，因此具有脂肪不易囤積在體內的抗肥胖功能與降低血壓的效果。

梅子

若想攝取檸檬酸，自古流傳的方法是喝梅醬番茶。和長壽飲食法 (macrobiotics) 也很搭，梅子裡除了有因檸檬酸的疲勞回復與抗氧化的作用外，屬於發酵食品的梅子預防感冒、提升免疫力與整腸作用也令人期待。

梅醬番茶材料 梅干 1 顆、醬油 1 小匙、番茶（烘焙茶）1 杯、生薑搗碎。

- 飲食法 -

3

不吃飯的人，疲勞多一倍！徹底執行「一日三餐」。

空腹正是「犯懶」的原因！

許多女性們會不吃早餐，午餐只吃沙拉等，貫徹斯多葛主義，嚴以律己地實施限熱量飲食。極端的節食是懶洋洋與容易疲累的原因。能量不足時，身體就會製造出代替能量源的酮體。**酮體雖具有很高的能量價值，但卻會引起犯懶、疲勞感或頭痛。**為提高工作效能，一日三餐規律的飲食是很重要的。即使在減肥也要避免過度極端的限醣飲食，營養要均衡適度限制熱量即可。

WHY
為什麼
?

過度使用內臟，大吃大喝NG！

中醫講求靠規律的飲食生活調整身體的節奏，能預防疾病。重要的是，**三餐的間隔要隔長一點，形成空腹的狀態讓臟器好好休息。若持續大吃大喝過度使用臟器，會促使老化的進行。**

另一方面，感到空腹時胃會產生飢餓素（Ghrelin）而活絡粒腺體，能讓細胞返老還童。如果要吃點心，則在不容易胖的下午三點左右，且只吃一次就好。

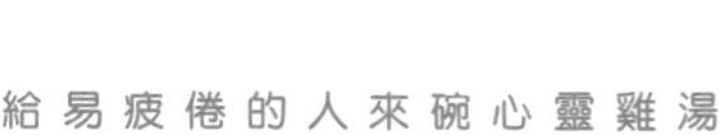

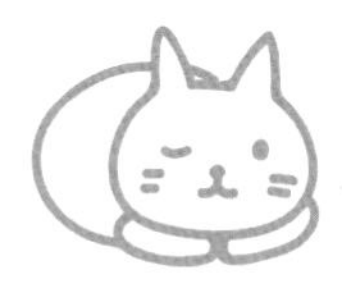

三餐間的「空腹」很重要。不能大吃大喝！

- 飲食法 -

4

對付疲累很有效！悄悄教各位，你所不知道的三大神級營養素。

最強的漢方藥！人參養榮湯

我平時會為身體有各種不適的女性患者開立漢方藥處方。其中能有效對付慢性疲勞的是「人參養榮湯」。人參養榮湯能提高全身的機能，改善能量不足的問題，也可望達到消除疲勞的功效。除此之外，也能透過**保濕肌膚或改善血液循環來消除身體寒冷的問題，一口氣解決女性的煩惱，有如魔法般的最強漢方藥。**

人參養榮湯能有效改善容易疲累、食欲不振或貧血等虛弱的體質，有這些問題的人請務必一試。

維生素C也能有效對付疲勞！

維生素C具有預防肌膚暗沉或懶洋洋等的抗氧化作用與提升免疫力，是美麗與健康兼具的萬能營養素。事實上，實驗也證明了維生素C能有效對抗慢性疲勞症候群。

在西洋醫學，治療慢性疲勞時多會開立維生素C。這是利用脂質轉換成能量之際，妥善攝取到所需的維生素C，來促進能量順暢地轉換，好讓身體不易疲累。

忙碌的女性更要透過水果與蔬菜來積極攝取維生素C。

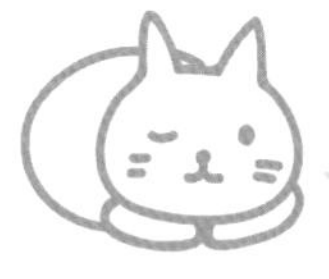

給易疲倦的人來碗心靈雞湯

將維生素C藥錠放進包包裡！

不疲累的好油，荏胡麻油能拯救人生

第三大神級營養素是荏胡麻油。我們都知道蘊含在魚類或植物中對身體有益的不飽和脂肪酸（動物性是飽和脂肪酸）分成Omega-3、6、9。其中，由EPA（二十碳五烯酸）、DHA（二十碳六烯酸）、α-亞麻酸所代表的Omega-3是最好能積極攝取的脂肪酸。具有消除疲勞、抗憂鬱作用、預防高脂血症與高血壓，減少壞膽固醇等各種效果。

此外，EPA也具有讓血管變年輕，降低膽固醇的作用。被分類在Omega-3中的荏胡麻油與亞麻仁油中豐含的α-亞麻酸，能在體內變換為EPA或DHA，最適合給不愛吃魚的人。

大受歡迎而銷售一空！

不再疲累了！瘦下來了！的迴響蜂湧而至

屬於紫蘇品種的荏胡麻種子所搾出的 Omega-3 油，無色透明、無臭無味所以沒有澀味，不用挑選烹調的料理，讓作菜變得很輕鬆。由於含有豐富的必需脂肪酸 α-亞麻酸酸，疲勞回復或脂肪分解的效果也很卓越。這究極的好油會是忙碌或減肥中的女性最佳盟友。

有效的食用方法

荏胡麻油基本上是無臭無味的食材，不挑料理正是它的魅力所在。可作成沙拉醬，淋在蛋上或米飯上（參考 P69），或加在咖啡、味噌湯等飲品，跟著每日的飲食一起來攝取，即可大幅提升營養價值。和納豆或蛋等蛋白質源一起攝取，也可達到完善的均衡營養。荏胡麻油畢竟還是油類，盡可能不在晚上，而是在早餐或午餐來食用，以減少對身體的負擔。1 茶匙左右最適合。

注意！

荏胡麻油容易氧化，也不耐熱。保管時要放在櫃子裡或冰箱等光線照不到的地方。此外，由於一加熱容易變質，所以應該不要加熱直接食用。開封後也會開始氧化，請在 3 個月內左右使用完畢。由於荏胡麻油屬於脂肪，加入料理中時別忘了熱量的問題。如果因為對身體好而攝取過多，反而成為發胖的原因。

- 飲食法 -

5

最強早餐＝糙米納豆、生雞蛋拌飯＋Omega-3

CP值最強的生雞蛋拌飯

生雞蛋拌飯是能有效攝取到蛋白質與碳水化合物的究極營養食物。**蛋中含有膳食纖維與維生素C以外的營養素，也能攝取到人體無法自行合成的必需胺基酸。**因此，將白米改用糙米，再淋上荏胡麻油就能變身成最強生雞蛋拌飯！

我也推薦生雞蛋拌飯裡加入納豆。納豆是優質的蛋白質來源，也有滿滿的維生素、膳食纖維、鈣、鉀等營養素。納豆和蛋一起吃也有提高鈣吸收率的效果。

牽引出納豆力量的食用方法

蘊含在納豆中的生物素（維生素B群的一種）具有美肌效果，但若與蛋白所含的抗生物素蛋白結合，則會降低生物素的吸收率。

吃納豆或生蛋拌飯時，只要將蛋白稍微煮一下減少裡頭的抗生物素蛋白就OK。淋上半熟蛋或只淋蛋黃也不錯。

納豆中有納豆激酶這個能清潔血液的酵素。由於酵素一加熱就會死亡，所以糙米要稍微放涼後再加入納豆。

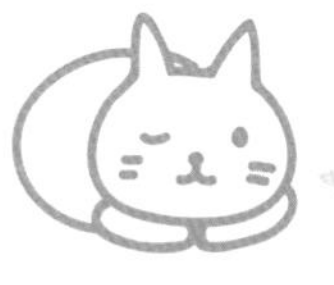

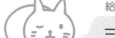

給易疲倦的人來碗心靈雞湯

三大營養素的PFC[1]均衡才是最讚的！

1. PFC：蛋白質（Protein）、脂肪（Fat）、碳水化合物（Carbohydrate）

- 飲食法 -

6

工作女子疲累時，更要選擇「低GI飲食」。

高GI飲食會倍增疲勞

近年來低GI飲食成了注目的焦點。

「GI」指的是飯後血糖值上升度的指標（升糖指數），因此不同食品其GI值也有很大的差異。低GI的食品有蕎麥麵、糙米以及大豆食品等。另一方面，高GI的是吐司、白米以及馬鈴薯等醣類食物。吃了高GI飲食，血糖值會像吃了禁藥般一口氣上升，頓時覺得很有精神。因此，我們的身體在疲累時會想吃高GI的食品，但這樣卻會因為血糖值忽高忽低造成身體負擔，反而感到更疲累或懶洋洋地提不起勁。

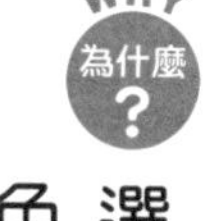

選擇糙米、全麥麵粉等茶色系的穀物

話雖如此，要掌握所有食材的GI值也挺強人所難的。因此這裡是以「顏色」做為選擇的指標。**糙米、全麥麵粉或蕎麥等茶色的穀物，因為帶殼需要花時間消化，所以GI值才很低。**

另一方面，白米、烏龍麵或吐司等白色食品容易消化，因此要謹記白色是高GI的食物。工作中的零食則推薦低GI的優格、香蕉與蘋果。便利商店買得到的低GI大豆麵包也很不錯。食用的時段可在吸收率低的下午兩點左右。

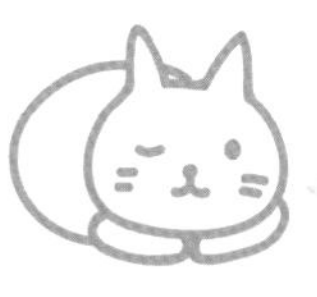

給易疲倦的人來碗心靈雞湯

營養補充品也是高GI，簡直就是在預支精力！

蓬鬆柔軟的麵包NG！早餐建議吃法式長棍麵包

血糖值急遽忽上忽下，如果持續過著這樣的飲食生活，每天的疲憊就會與日具增，也可能會引發情緒不穩定、憂鬱與肥胖等問題。我想很多人早上會吃麵包，但吐司等又蓬又軟的白色麵包容易使血糖值忽高忽低，所以要小心。

白色麵包中也有法式長棍麵包或貝果等硬的麵包，咀嚼的次數增加也會分泌出大量的唾液，就能抑制血糖值的上升。當然，也推薦低GI的全麥麵粉麵包。

請謹記，柔軟的麵包或吐司是會令血糖值忽高忽低的高GI食品。

不疲累的飲食法

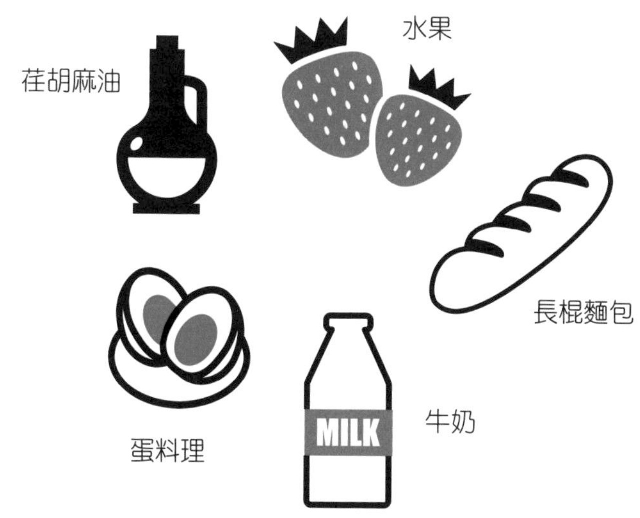

可試著將法式長棍麵包沾含 Omega-3 的荏胡麻油吃。其他還有像是消除疲勞所需的必需胺基酸的蛋料理，再加上製作血清素的牛奶、補充檸檬酸的水果，就是一道完美的早餐了。

- 飲食法 -

7

喝酒就喝啤酒！第二杯也是啤酒！

為什麼？ 對女性很有效！啤酒花的雌激素作用

站在美容與健康的角度，酒精總會被當成壞人。其實，只要正確選擇種類與飲用方式，酒對女性的身體也能帶來助益。

推薦的酒類是啤酒。啤酒原材料之一的**啤酒花除了有消除疲勞、促進食欲與鎮靜作用外，也具有調整荷爾蒙平衡的雌激素作用。**能有效對付更年期障礙或經前症候群、抑制生理痛、預防掉髮或白髮等女性特有的煩惱。然而，攝取標準約一天三百五十克左右，所以要注意別喝太多。

為什麼？ 紅酒並無健康效果!?

提到對健康有益的酒，就會想到紅酒吧？紅酒中的確含有具抗氧化作用，屬於多酚之一的白藜蘆醇，被認為能預防動脈硬化與癌症。

然而在最近美國的研究中發現，白藜蘆醇不易被人體吸收，即使用喝的也幾乎完全沒效果。不僅沒效，蘊含在紅酒裡屬於多酚物質的花青素與單寧有止瀉的效果，有可能導致便秘惡化。

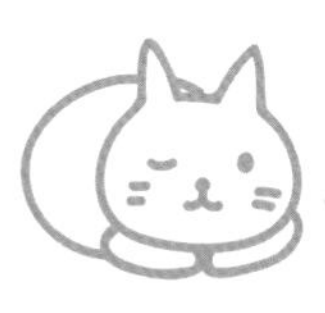

給易疲倦的人來碗心靈雞湯

以啤酒花為原料的無酒精啤酒也可以。

- 飲食法 -

8

白天下午「二～四點」，是熱量攝取最容易一筆勾消的時段。

BMAL1在脂肪容易囤積的深夜需特別當心

我們的身體中有前面提到的BMAL1的物質。**屬於一種控制白天的活動或睡眠機制的生理時鐘，與分解體內的脂肪細胞也有很深的關係。**BMAL1會因不同時段而有所增減，深夜兩點時達到高峰，這時的脂肪很容易被攝取。

另一方面，**BMAL1**最少的時段是下午兩點。因此若要吃甜食之類熱量高的食物時，特別建議是在白天下午二點～四點左右。

午餐吃得好，晚餐吃得少

理想的飲食方式是早、午餐要吃得好，晚餐則吃得健康。**白天會活動所以會消耗身體的熱量，因此早餐要確實攝取蛋白質與碳水化合物。**吸收率低的早餐脂肪含量稍微多一點也OK。晚餐要在九點之前吃完，且要吃脂肪含量少的食物。

BMAL1除了能促使脂肪細胞分解之外也具有各種功能。與睡眠或白天的活動有很密切的關係，所以要好好理解其性質。詳情請參考二十六頁。

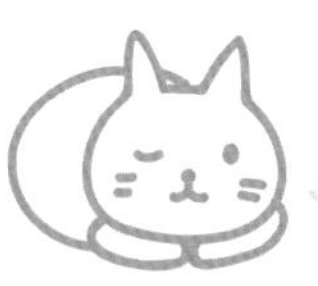

給易疲倦的人來碗心靈雞湯

時鐘基因組BMAL1，是健康與減肥的盟友！

- 飲食法 -

9

終止夜晚暴飲暴食的習慣。利用下午三點的點心早一步吃正餐。

預防暴飲暴食的（少量多餐技巧）

BMAL1在一天之中分泌最少的時段是在下午的二點～四點，因此一般都說這時段最適合喝下午茶。工作繁忙晚餐時間似乎會拖得比較晚的那天，在這個時段預先稍微攝取一點熱量吧。這樣不僅吸收率較少，也能避免過度飢餓，晚餐也就不會吃太多了。

這個少量多餐的想法就是為了早一點吃一些晚餐，來緩和飢餓的情形。為了預防血糖值忽高忽低，在糖尿病治療上也採用了這方式，效果很好。

建議在下午三點吃低GI食品

少量多餐既能預防暴飲暴食，也能抑制造成疲累、犯懶或情緒不安定的血糖值忽高忽低的情形。少量多餐時最重要的是選擇什麼樣的食物。

正確答案是，能使血糖值上升緩慢的低GI食品（參考七十一頁）。若要在工作的休息時間吃點東西，位子上準備隨時都能吃的低GI食品吧。尤其推薦以大豆為原材料，對身體溫和的低GI食品。便利商店裡有多樣的低GI食品，請多加利用。

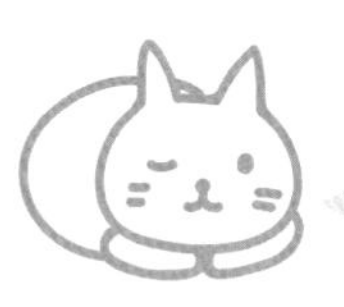

給易疲倦的人來碗心靈雞湯

過度飢餓是暴飲暴食＆肥胖的源頭！

- 飲食法 -

10

各位，吃鮭魚有益無害！

蝦青素的驚人效果

熱量低且營養滿點的鮭魚是眾所皆知的超級食品。鮭魚不僅能提高記憶力、降低血液中的膽固醇、血壓與血糖值的脂肪酸DHA、EPA，也有很多可望達到減肥效果的維生素類。譬如說，**富含促進醣類代謝的維生素B1、具整腸作用的維生素A、預防骨質疏鬆症的維生素D**。

其中最該重視的是鮭魚紅色素部分的蝦青素，具有消除疲勞效果以及美容與健康的效果。

對付黑斑、皺紋也有令人滿意的效果！

富含在鮭魚裡的蝦青素的強力抗氧化作用是β-胡蘿蔔素的四十倍、維生素E的一千倍。**這個能排除造成黑斑的活性氧，以及長時間曝露在紫外線下造成的肌膚皺紋等問題**。

此外，消除肌肉疲勞或眼睛疲勞等也很有效果。再來還有抑止動脈硬化、血壓上升、血糖值下降、防癌或預防糖尿病等各種功效，非常厲害的成分。簡直可說是超級食物的代表。

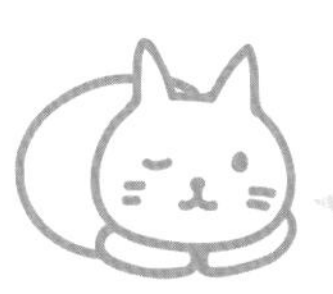

給易疲倦的人來碗心靈雞湯

抗氧化作用是維生素E的一千倍！

也能有效對付疲勞和美容！美女一週有三天都吃魚

魚類裡富含從肉類和蔬菜裡攝取不到的營養素和脂肪酸。沙丁魚或鯖魚等的青魚中有人體無法自行合成的必需脂肪酸之一，n-3脂肪酸（亦即Omega-3）的DHA和EPA相當豐富。

DHA能提升記憶力等提高腦部機能等效果，EPA能淨化血液維持血管的健康。而且也有降低血液中的膽固醇、血壓與血糖值的效果。

此外，鮪魚、鰹魚與鮭魚等魚類中，富含能維持人體持久力且為胺基酸之一的甲肌肽(Anserine)，可望達到疲勞回復與抗氧化作用。

魚食女子
更勝
肉食女子！

吃壽司時先選這些魚類吧

EPA

1 沙丁魚（1381mg）
2 鮪魚（1288mg）
3 鯖魚（1214mg）
4 鰤魚（898mg）
5 秋刀魚（844mg）

DHA

1 鮪魚（2877mg）
2 鰤魚（1785mg）
3 鯖魚（1781mg）
4 秋刀魚（1398mg）
5 鰻魚（1332mg）

* 每 100g 中的含量

沙丁魚罐頭 + 梅子抗掉髮

推薦可食用有效期限長且方便的鯖魚罐頭、沙丁魚罐頭和鮪魚罐頭。其實沙丁魚罐頭＋梅子的組合對付髮量少或掉髮問題也很有效果。沙丁魚罐頭有促進頭皮血液循環的 EPA，含有頭髮所需要的亞鉛，而梅子則能促進亞鉛的吸收。

- 飲食法 -

11

「想犒賞疲累的自己」時，與其吃燒肉，成吉思汗羊肉更好。

保守地形容羊肉，依然是棒得不得了！

羊肉在肉類之中營養價值最高，且富含維生素、礦物質和鐵等維生素。**也能大量攝取到有效消除疲勞或紓解壓力的維生素B1，最適合打造不疲累的身體。**

此外，由於羊肉脂肪的融點比體溫稍高，所以到了體內有不易融化且難以被吸收的特性，因此非常健康。再加上能完整攝取到高蛋白以及必需胺基酸，替我們的身體健康盡心盡力！

然而，由於春天時羊肉的脂肪易融化，建議在冬天時食用。

用肉鹼（Carnitine）有效燃燒脂肪！

羊肉的脂肪屬於不飽和脂肪酸。不飽和脂肪酸不僅能降低膽固醇值，也能抑制脂肪細胞的增加，也具有促進醣類與脂質代謝的功能。此外，**羊肉也富含促進脂肪燃燒的左旋肉鹼（L-carnitine）（胺基酸的一種），可雙管齊下幫助脂肪的燃燒。**

羊肉簡直太適合減肥了！只要定期吃羊肉就能打造不容易發胖的身體，也可以打造身體的能源，也很適合替身體充充電。

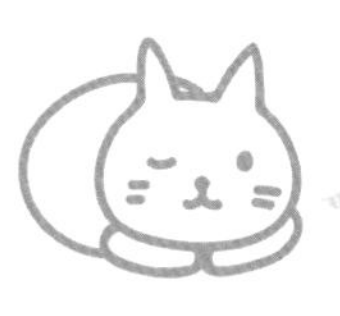

給易疲倦的人來碗心靈雞湯

吃營養滿載又容易燃燒脂肪的羊肉吧！

- 飲食法 -

12

輕鬆靠蜆湯，變身成不疲累女子！

靠鳥胺酸提升持久力

眾所皆知，蜆湯對付宿醉很有一套。**蜆裡有很豐富的鳥胺酸，那是幫助肝臟的運作、對消除疲勞也很有效果的一種胺基酸。**一般曉得貝類裡都有很多的鳥胺酸。不只喝太多酒的時候才用得到，平時就要靠鳥胺酸調整肝功能，即可打造不易疲累的身體。

此外，也有消除水腫及預防肝臟解毒不全的效果。蜆湯裡還有其他的牛磺酸或維生素B群、鐵分、鈣質、亞鉛等營養素。

好好運用便利的營養補充品

早餐或晚餐的一道菜中加入蜆湯，能提高身體一天的持久力。蜆肉的部分也很有營養，最好也要吃。忙碌不堪或動不動就很累的人，**可活用便利商店就買得到的蜆湯，或能有效攝取到的鳥胺酸營養補充品也很OK。**

蜆湯成分很天然，不會造成身體負擔，同時能提升精力也是其魅力之一。請務必養成每天喝蜆湯的習慣，打造一個精神奕奕的身體。

給易疲倦的人來碗心靈雞湯

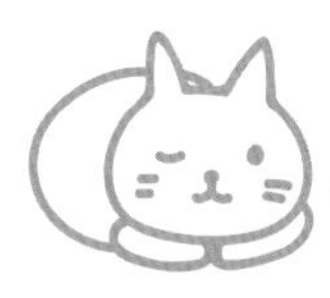

有效對付疲勞的營養補充品＝鳥胺酸・EPA・DHA・鐵。

- 飲食法 -

13

瘦下來的人已經在喝了，綠茶咖啡減肥法。

究極減肥飲料大公開

我所提倡的減肥法中有「綠茶咖啡減肥法」。咖啡裡所含的綠原酸與綠茶的兒茶素分別都有瘦身效果，兩者加乘之下能提高脂肪燃燒的效果。

此外，咖啡與綠茶同時喝，能使蘊含在綠茶中的茶胺酸具有咖啡因醒腦的作用，以及緩和緊張，促使副交感神經活絡。此外，**兒茶素裡的「表沒食子兒茶素沒食子酸酯」會減少來自小腸的醣類吸收量，能抑制小腸攝取醣類，也能防止血糖忽高忽低。**

一比一製作口味清爽的飲料

喝的頻率是一次一杯，目標是一天三杯。綠茶和咖啡的比例是一比一。**加入牛奶的話，會降低咖啡中的瘦身物質綠原酸的吸收，所以盡量喝黑咖啡吧。**

即使不做痛苦的的飲食限制與激烈運動，光一天喝三杯的綠茶咖啡，包含我在內，許多患者都成功減輕了重量。作法簡單又方便，請務必要試看看。

給易疲倦的人來碗心靈雞湯

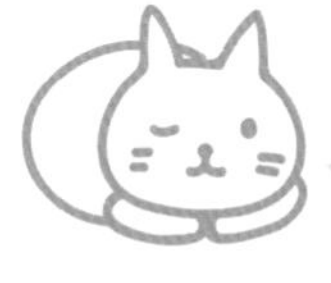

作者我也瘦了 25kg ！

- 飲食法 -

14

春夏吃小黃瓜，秋冬吃蘋果就不會累！

醫食同源！食物與身體有密不可分的關係

各位聽過「醫食同源」這句話嗎？這是傳統中國醫學的概念：「規律且正確美味的飲食，是培養生命、保持健康上不可或缺的。」聽起來很理所當然，吃東西對人類而言本來就是非常重要的。

飲食上的季節感也很重要。當季食材不僅新鮮好吃，也可望達到有益健康的效果。**譬如說，暑熱的季節摘採的食材能降低體溫，寒冷的季節摘採的食材能暖和身體**，食物與身體的關係就像這樣是有理可循的。

WHY 為什麼?

春天&夏天，秋天&冬天，推薦什麼好食物？

自然界的食物分成陽性食品與陰性食品。陽性食品是在寒冷的季節與土地上摘採，具有溫暖身體的作用，而陰性食品是在暑熱的季節與溫暖的土地上摘採，具涼爽身體的作用。

由此可知食用當季食材的重要性，**尤其在秋冬要吃牛蒡或芋頭等根莖類蔬菜，蘋果或葡萄等冬天的水果，以及發酵食品等的陽性食品。春夏要吃小黃瓜、番茄或芒果等的南國水果，以及海藻類等的陰性食品。**

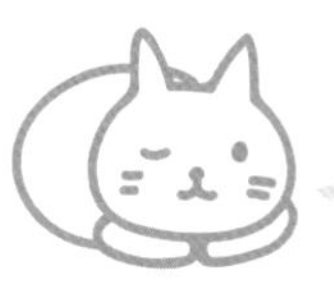

給易疲倦的人來碗心靈雞湯

西醫與中醫並用，已是現今的常識。

- 飲食法 -

15

上下樓梯若很喘，就吃「三顆椰棗」。

WHY 為什麼？ 世界第一美女也愛吃。富含鐵質並消除疲勞！

有心浮氣躁、情緒低落或在上下樓梯時頭暈目眩等問題的人，有可能是鐵質攝取不足。**女性常有缺鐵問題，因此要留心每日都要補給到鐵質**。建議的食物是椰棗。尤其乾椰棗裡含有〇．八克的鐵質。還有礦物質、維生素、亞鉛等豐富的營養。眾所周知古代的埃及豔后也很愛吃椰棗。為解決缺鐵問題，持續補充鐵質是很重要的一環，家中或公司裡要常常準備椰棗哦。

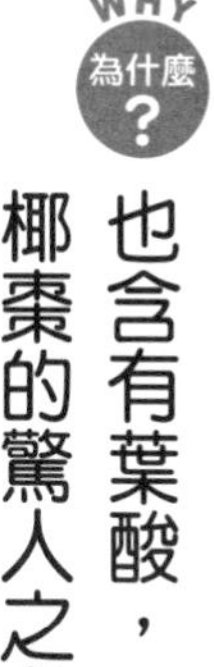

WHY 為什麼？ 也含有葉酸，椰棗的驚人之處

椰棗裡除了鐵質外，也含有促進肌膚再生與血液循環的葉酸，分量是藍莓的四倍。葉酸攝取不足也是貧血的原因，能同時攝取到鐵質和葉酸的椰棗不啻為最強的食物。葉酸對於準備懷孕或懷孕中的女性也是必要的營養成分，建議手邊隨時都要有椰棗。

同樣屬於能量源的椰棗，對消除工作中的疲勞也很有效果！有點餓或頭腦很累時，只要吃幾顆想必會神清氣爽。要注意的是，椰棗的熱量和糖分不少，小心別吃太多。

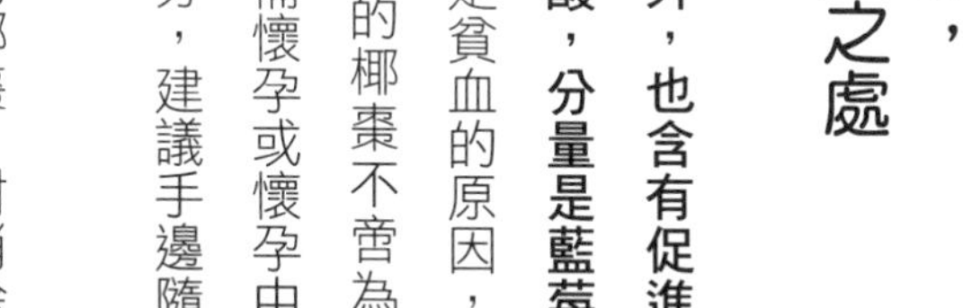

給易疲倦的人來碗心靈雞湯

你的疲憊不堪，其實有可能源自貧血!?

- 飲食法 -

15

貧血是女性的大敵！身體裡的鐵質夠嗎？

缺鐵女子急速增加！

在現今這個時代，有月事的日本女性每五人就有一人屬於慢性貧血的狀態。多半是因為月經、減肥或偏食等造成血液中紅血球不足而引起貧血。紅血球是透過血液將氧氣運送到身體細胞中，紅血球一旦不夠上下樓梯就會心悸或氣喘吁吁，成為全身倦怠感或食欲不振等症狀的原因。鐵質或維生素不夠，也會使身體的代謝功能降低。

老是瘦不下來的人更應該要積極攝取鐵質。此外，即使血紅素值正常，也可能會有儲藏的鐵質減少的隱性貧血問題。由於很多人沒有自我察覺到這問題，所以先來確認我們的身體有沒有缺鐵吧。

鐵質夠不夠？CHECK LIST

- □ 下眼白內側很白
- □ 氣色不好
- □ 指甲顏色偏白
- □ 光上下樓梯心臟就劇烈跳動氣喘吁吁
- □ 皮膚或頭髮容易乾燥粗糙
- □ 容易心浮氣燥
- □ 總是心情鬱悶
- □ 身體莫名懶洋洋
- □ 沒有食欲
- □ 有慢性頭痛或肩頸僵硬
- □ 動不動就想躺下來
- □ 容易患口內炎
- □ 常常站起來時會暈眩
- □ 早上起不來
- □ 常常不吃早餐

符合３項以上就要注意！
要積極食用肝、小魚乾、葡萄乾。

- 飲食法 -

16

咖啡和紅茶都可以，用肉桂製作即席的漢方飲。

WHY 為什麼？

埃及豔后也愛，吃肉桂變身大美女

擁有甜甜香氣魅力十足的肉桂，原本是在古代埃及做為辛香料被大力重用。在中國則從以前就被做為藥引使用在各種漢方藥上。除了做為強壯、強精藥之外，也**有恢復免疫力、整腸作用、也有豐富的維生素B_1、B_2，以及很棒的美肌效果。**

此外，肉桂也能促進血液循環，對於改善女性大敵的寒冷症效果也卓越。幫助我們提高代謝力，打造全身的健康與美麗。

山椒或番紅花等也屬於藥類的辛香料

包括肉桂在內，從以前就被做為辛香料利用的食材，大多擁有藥用的效果。

日本最古老的辛香料**山椒，和唐辛子、胡椒同樣有辣味成分，能刺激胃腸使之活性化，並具有消除腹部寒冷或肚子痛的作用。**

此外，做為漢方藥使用的番紅花也能暖和身體、緩和生理痛、消除壓力或瘀血等效果。只不過要小心的是，番紅花有可能導致流產或早產，孕婦要避免食用。

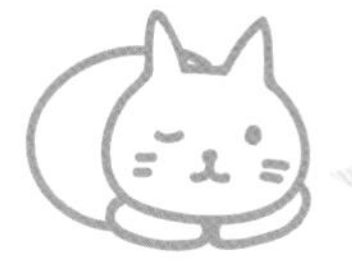

給易疲倦的人來碗心靈雞湯

好好活用擁有天然藥用成分的辛香料。

- 飲食法 -

17

消水腫的魔法茶飲——「薏苡茶」。

飲食法

製作方法簡單的薏苡茶有驚人效果

日本人再熟悉不過的薏苡茶是禾本科穀物，也會在漢方藥裡登場，是美容與健康效果很高的茶。

薏苡茶中所含的薏仁，具有排除多餘水分與老廢物質的利水作用。定期喝的話還能促進新陳代謝，消除水腫與促進皮膚的新陳代謝。

薏苡茶不僅能改善膚質或角質層、也能縮小毛孔、提高肌膚的透明感。可從肌膚的內部解決疣或肌膚粗糙等問題，能有效快速解決惱人的毛病。

薏仁可預防血的滯淤

中醫將人分類為，體力好血液循環好代謝好的實證體質，與易疲累體質冷代謝差為虛證體質。

薏苡所含的薏仁具有預防血滯淤、促進代謝的作用，是最適合代謝差容易胖屬於虛證體質者的漢方藥，而且相當有效。有這些問題的人請養成喝薏苡茶的習慣。持續攝取即可改善體質。

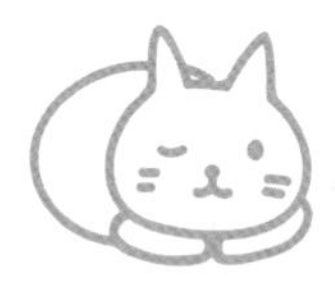

給易疲倦的人來碗心靈雞湯

容易疲累的人，馬上隨時準備薏苡茶。

- 飲食法 -

18

咀嚼女子最美麗，靠「三十次遊戲」減肥。

WHY 為什麼?

細嚼慢嚥就能減肥＆活絡腦部

孩童時期經常聽到父母教我們「吃東西要細嚼慢嚥」，長大成人後更應該要這麼做。根據最近的研究證明，咀嚼能刺激腦部，能活化腦部的各種機能。

神經傳導物質血清素的分泌，能促進內臟脂肪燃燒也能安定心神。

此外，由於多咀嚼也會分泌神經性組織胺，刺激飽食中樞而達到抑制食欲的效果，這點也很令人開心吧。

WHY 為什麼?

以玩遊戲的感覺開心咀嚼

「細嚼慢嚥」基本上一口要咀嚼三十下左右。話雖如此，應該也有人嫌麻煩而難以養成習慣吧。

我的建議是「咀嚼三十下遊戲」。不是二十九下也不是三十一下，決定好「三十下」後，以玩遊戲的感覺來數就容易做到。其他還有可以唱「龜兔賽跑」這首日本兒歌來數的方法。若是這方法，歌唱完就能咬二十八下。無論哪種都能一邊開心玩，好好養成這習慣吧。

給易疲倦的人來碗心靈雞湯

愈咀嚼愈美麗！

- 飲食法 -

19

減肥中的好夥伴，用生薑燃燒脂肪。

用生薑輕鬆瘦下來

生薑暖和體溫的效果曾掀起一陣風潮。從以前就被大力使用在漢方藥上，也會和六十五頁所介紹的人參養榮湯搭配使用。也是有名的瘦身漢方藥，靠著加熱生薑所產生的**薑烯酚（Shogaol）成分，能提高體溫與血流，可促進脂肪燃燒。**

加熱生薑的動作很重要，所以也建議入菜來食用。紅茶或蜂蜜生薑湯等飲料，是先將生薑用微波爐加溫後再磨成薑泥。

WHY
為什麼
?

藉生薑之力守護妳的健康

做為生藥的生薑，分成生的狀態是生薑，而蒸過後再乾燥的狀態是乾薑。**尤其乾薑能從身體內部暖和身體，緩和下痢、便秘或腹痛等健胃整腸的作用。**由於生薑也有解熱與止咳的效果，很適合治療感冒。

另一方面，生薑也有增進食欲的作用，所以在熱到食欲不振的夏天也很有幫助。生的薑藥味很香，但盡可能以乾燥或加熱方式，才能夠將生薑的效果牽引到最大。

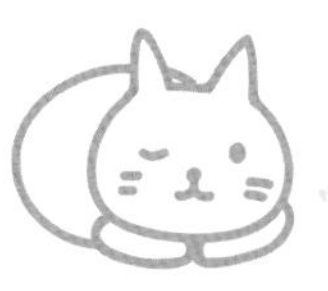

給易疲倦的人來碗心靈雞湯

生薑是能拯救女性煩惱的救世主。

暫時休息一下

也試試生薑紅茶吧？
大大享受小確幸。

PART 3

消除疲累的生活習慣

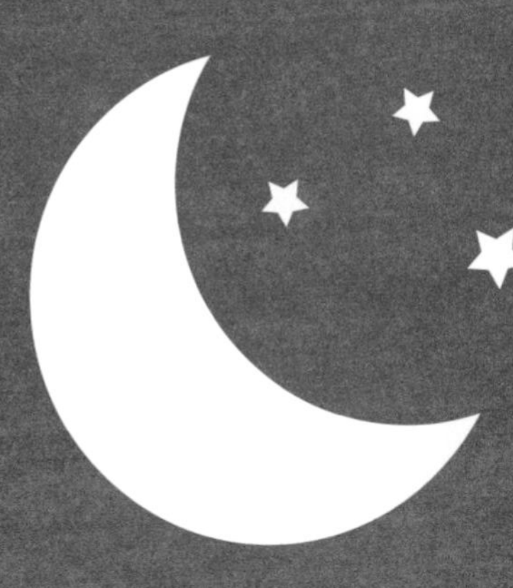

明明休息夠了，為何仍懶洋洋、不想動……
靠小小的習慣，讓身心都煥然一新

- 生活習慣 -

1

疲累時的即效秘技，立刻嘴角上揚！

等於兩千個巧克力的快樂物質！

法國的哲學家所寫下的《論幸福》這本書中的一句話「不是幸福了才笑，而是笑了才會幸福。」其實這句話也是受到科學實證的。即使不是由衷感到快樂，**只要嘴角上揚做出微笑的表情，腦部就會誤以為「很開心」而分泌療癒荷爾蒙的血清素或帶來幸福感（Euphoria）的神經傳導物質內啡肽。**

據說這個效果可與吃兩千個巧克力所獲得的幸福感匹敵。

笑容也能提高免疫力

在最近的研究中，**分泌血清素而感到幸福感的話，腸道菌群就能達到平衡，進而提高免疫力。**

近年來「腸腦相關」這句話成為注目的焦點，腦部與腸道對彼此的影響的確很深。腦部一旦受到強大的壓力，就會把訊號送到腸道，造成腸道菌群失衡，免疫力下降，最後就容易罹患各種疾病。因此，臉上常保笑容，也是保持身心健康很重要的關鍵。

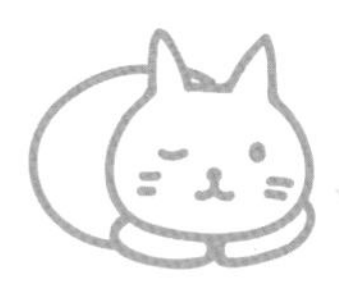

給易疲倦的人來碗心靈雞湯

假笑也很 OK ！騙騙大腦吧！

- 生活習慣 -

2

抬頭挺胸，鬱悶的心情瞬間放晴。

靠「美麗的姿勢」擊退壓力

根據美國某研究發現，比起身體前傾的駝背等不良姿勢，人若保持良好姿勢，更容易忍受壓力或疼痛。

所謂的良好姿勢是抬頭挺胸的狀態。支撐姿勢的背部、腰部或臀部等的抗重力肌出馬時所需要的是幸福荷爾蒙血清素。**透過良好的姿勢來刺激抗重力肌，腦內就會分泌大量的血清素，打造出不易感受到壓力的狀態。**

WHY 為什麼?

用腹式呼吸放鬆身心

伸展脊椎，接著進行腹式呼吸，這樣就可以增加血清素的分泌。**用腹式呼吸慢慢做深呼吸，能夠刺激自律神經密集的橫膈膜，使副交感神經發揮作用。**

不曉得腹式呼吸方法的人，可以試著將注意力放在肚子下方，藉由呼吸來膨脹與收縮。感覺到壓力時或面臨緊張的狀況時，打直背脊挺起胸膛，慢慢做深度的腹式呼吸吧。

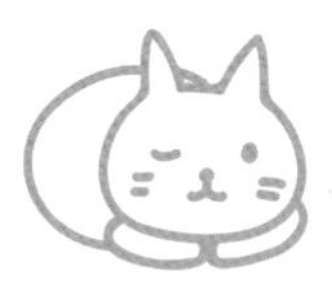

給易疲倦的人來碗心靈雞湯

抗重力肌顧名思義就是抗「重力」的肌肉。

-生活習慣-

3

類似寫日記般振筆疾書也OK！光在日曆寫上「自我病歷表」就能減輕疲勞！

製作自己專屬的病歷表

有助於減輕每日的疲勞與不適的是「自我病歷表」。好比說，「低氣壓的天氣頭很痛」、「吃太多義大利麵隔天身體就犯懶」、「咖啡一喝太多就覺得不舒服」、「喝紅酒就頭昏眼花」等等，**將每一個日常生活中小小的不舒服寫下來**。身體的不適列出來時，會發現毛病其實滿多的。或許養成這個習慣後會有嶄新的發現。「自我病歷表」是了解自己身體的第一步。

收集資訊就能明白身體不適的原因

這些日常生活中身體微小的毛病，即使當時發現也不會太在意，最後就忘了自己有這些問題。

若發現時好好記錄下來，**即可了解不適合自己身體狀況的環境、生活習慣或飲食**。透過這方式認識自己的身體，「明天氣壓似乎會下降，今晚少喝點水吧（因為腦壓是頭痛的原因）」，事前做好準備就能避開疲累或壓力等問題。

給易疲倦的人來碗心靈雞湯

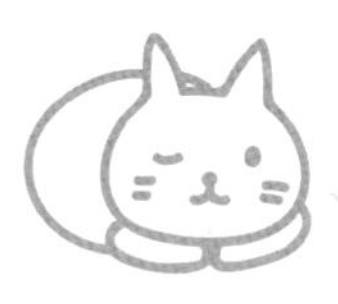

了解自己的身體，才是舒適的捷徑。

- 生活習慣 -

4

「將便服制服化」，丟棄每早選衣服的壓力。

事先搭配好

蘋果電腦創辦人史蒂夫．賈伯斯買了大量同款的T袖和褲子，每天用同樣的穿搭上班，這件事曾蔚為話題。他想的是，這樣每天早上就不用浪費時間去想衣服的搭配。

其實，在忙碌時間又有限的早晨，必須想著今天要穿什麼是很大的負擔。因此，於先固定一個穿搭模式，再搭配著穿，打造一款個人制服，就能減輕壓力。

努力不累積疲勞

此外，事先調查好隔天的天氣，依天氣或氣溫趁晚上決定好明天要穿的衣服，也能讓早晨準備變得很輕鬆。聽起來好像很理所當然，其實只要下一點工夫，就可減輕每天的壓力。

生活中還有其他或大或小的壓力……回想一下，再試著去改善。**讓整理物品或家事變得更有效率，靠自己來控制壓力的來源，就是不疲累生活的訣竅。**

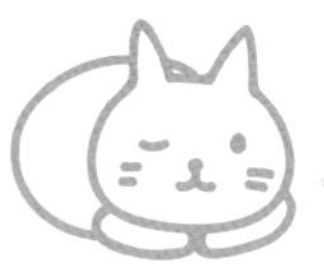

給易疲倦的人來碗心靈雞湯

下一些工夫，打造不易疲累的生活吧。

- 生活習慣 -

5

預防頭痛或壓力，事先查「天氣預報」。

情緒糟可能是因為天氣痛!?

各位曉得頭痛、身體不舒服、情緒糟或心情低落，其實是因為氣壓變化所引起的嗎？**在日本，每十人就有一人有這個「天氣痛」的症狀。**之前人們幾乎不曉得有天氣痛這回事，所以便以「莫名奇妙的身體不適」來處理。

其實，對付天氣痛不但有方法也有適合的漢方藥。好好活用，打造比以前更舒適的每一天吧。

養成預防頭痛或暈眩的習慣

那麼，該如何應付天氣痛的問題呢？首先是寫日記，將覺得不舒服的日子與具體症狀記錄下來。也可活用能記錄頭痛的手機**APP**。

透過寫記錄即可發現自己身體的不適與天氣之間的規律性。譬如說「雨天頭痛就很劇烈」、「陰天心情就很低落」等等。**前一天先查隔天的天氣預報，覺得有可能出現症狀就吃漢方藥、暖和身體或泡澡逼出汗等方法來對抗天氣痛。**

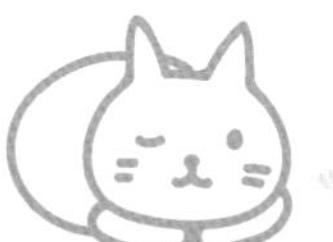

給易疲倦的人來碗心靈雞湯

只要曉得天氣痛的結構就不再痛苦了！

- 生活習慣 -

5

敏感的人愈要注意！天氣痛需要調整水分與鹽分

據說，因為氣壓的變化而頭痛、水腫、頭暈、身體不舒服或憂鬱症狀等問題的人，全日本多達約一千萬人。

天氣病的原因是氣壓急遽的變化，身體的水分無法調整，體液的循環滯礙，或內耳出現反應使自律神經感受到壓力而引起疼痛或不適。有這類問題的人，可在低氣壓的前一天溫暖身體，不要攝取太多水分或鹽分。可以靠運動或泡久一點的澡來排除多餘的水分，也可積極攝取能增加水循環的食材（薏苡茶、醃黃瓜、豆類或根莖類的燉煮料理）。

頭痛可能是天氣害的！

難受時的處理方式

推薦漢方藥

五苓散

有助於利尿，可排出滯礙於體內的多餘水分。也具有溫暖肚子的功能，最適合預防或改善天氣痛毛病。

六君子湯

具有水分代謝的功用，也能有效改善水腫或犯懶的問題。讓身體變得有精神，也推薦給身型瘦、寒性體質，或胃腸功能弱的人。

內耳按摩

「按摩方式」

將兩隻耳朵的耳垂，朝上、下、橫的方向每 5 秒拉一次。接著以拉的姿勢轉 5 圈，效果很不錯。紙杯裡放入蒸熱的毛巾蓋住耳垂來暖和耳朵，效果也很不錯。

- 生活習慣 -

6

打掃比上健身房效果更好，調整身心的「家事鍛鍊」。

靠NEAT（非運動性熱量消耗）達到減肥效果

NEAT指的是靠非運動的生活活動所消耗的能量，也能預防代謝症候群與糖尿病而蔚為話題。具體來說，NEAT是為維持生命所需要的基礎代謝，或工作、家事、日常生活上的動作。

運動所消耗的能量約百分之〇～五，相較之下，NEAT所消耗的能量是百分之二十五～三〇，相當於運動的五～六倍。不愛運動或忙到連運動時間都抽不出來的人，頻繁地活動身體反而更有效率吧。

靠計步器APP開心地養成習慣

只要做做日常生活中非做不可的家事或習慣，不僅能變健康也能達到減肥效果，看來只能實踐這套方法了！

進行時請用計步器APP。這樣可以看出做家事消耗了多少能量，也能提高成就感而更有幹勁，幫助我們持續下去。

上下樓梯或購物等，靠喜歡的家事或生活習慣來頻繁地活動身體。在生活上稍微下一點工夫，就能輕鬆增加NEAT。

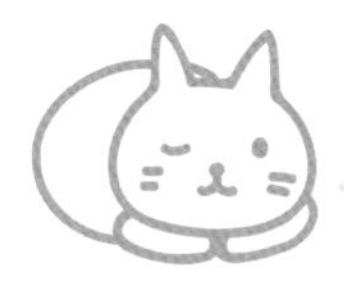

給易疲倦的人來碗心靈雞湯

不需要特別辛苦上健身房！

- 生活習慣 -
6

再也不疲累&不發胖！輕輕鬆鬆NEAT活用法

日常生活中增加NEAT的機會實在太多了。舉凡洗衣服、打掃、煮飯、遛狗、倒垃圾等的家務、工作、上下班、接送小孩、照顧小孩、出門購物、上下樓梯、走路到車站等。

將這些生活活動做得比平時再多一些，一天的總消耗熱量就會大幅增加。

此外，下班回家時，在前一站下車用走的，或不搭電梯走樓梯等方式也很有效果。用自己能實踐的家務或習慣來試看看吧。

做家事也能燃燒脂肪！

熊熊燃燒體脂肪的 NEAT

- □ 通勤電車中即使有空位也不坐
- □ 上下班時，在公車或電車的前一站下車用走的
- □ 不搭電梯走樓梯
- □ 工作時的影印或傳真不假他人之手
- □ 上廁所時，走樓梯到其他層
- □ 午餐故意繞遠一點的店
- □ 無論是工作或私事，只要有事就自己去處理
- □ 用抬頭挺胸的姿勢刷牙
- □ 不要躺著看電視
- □ 吃東西時細嚼慢嚥
- □ 用布擦地板
- □ 電器用品不使用搖控器
- □ 增加與寵物散步的次數

＼比上健身房運動效果還好！／

- 生活習慣 -

7

黑斑、皺紋、痘子的問題，不看鏡子就不會在意。

愈在意反而長愈多！

我的診所常常會有因肌膚乾燥或黑斑等皮膚問題前來的患者。我會先建議她們「請不要看鏡子」。

其實痘子或黑斑等肌膚問題，愈在意就愈感到壓力。於是就會分泌**壓力荷爾蒙的皮質醇，反而讓痘子或黑斑長愈多，造成惡性循環。**若有肌膚上的煩惱時，先盡可能遠離鏡子，才能避免壓力荷爾蒙的分泌。

靠不在意來抗老化

因為太過在意而產生惡性循環，這在老化現象上也是相同的。動不動就看鏡子，計算著「皺紋增加了」、「黑斑增加了」，會因為壓力而更加蒼老。我們應該要以「我很年輕！很漂亮！」的心情積極過生活。

樂觀的情緒會分泌血清素與多巴胺，也能達到抗老化的功效。以正面樂觀的心情過生活，或許才是保持年輕與美麗的秘訣。

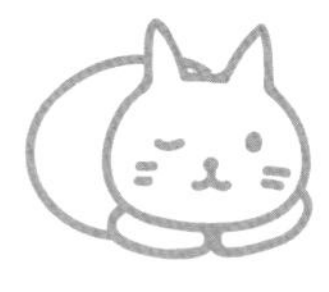

給易疲倦的人來碗心靈雞湯

正面思考才是美麗的祕訣。

- 生活習慣 -

8

究極的美容油！用荷荷芭油提高女性魅力。

荷荷芭油被讚爆的理由

荷荷芭油是以生長在沙漠中的荷荷芭種籽為原料的植物油。保濕力極高且擁有各種美容功效，相當受歡迎。再加上裡頭含有**各種維生素與必需胺基酸等豐富的營養，也蘊含蠟脂這優秀的保濕成分，塗在表面上形成一片薄膜，能將滋潤鎖在肌膚裡。**

除了能預防與改善肌膚惱人問題外，也能給予頭髮營養與滋潤並守護紫外線帶來的傷害，是對女性助益良多的美容油。

使用荷荷芭油的方法

荷荷芭油中分為低精製的金黃荷荷芭油（Golden Oil），以及高精製的淡色荷荷芭油（Clear Oil）。金黃荷荷芭油的營養價值比淡色荷荷芭油高，但有時也會有雜質殘留，可能會對肌膚脆弱的人造成負擔。

此外，由於荷荷芭油容易劣化，開封後請盡早使用完畢。此外，放置在十度以下的環境會凝固所以請保管在溫暖的地方。身體的免疫力低下，肌膚也會出問題時，所以也要注意。

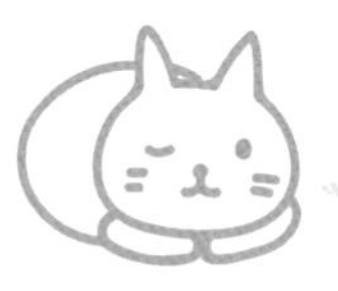

給易疲倦的人來碗心靈雞湯

藉荷荷芭之力，讓肌膚水潤Q彈！

- 生活習慣 -

9

情緒低落時的「打・笑・感法則」。

「打掃、笑容、感謝」就能順順利利

所謂的「打·笑·感法則」是以「打掃」、「笑容」、「感謝」的頭文字而取的名字。實行這法則的人，幸運就會自然降臨。

大家不喜歡的打掃工作就率先去掃，臉上常保笑容散發正面的能量，並常保對人的感謝。我在日常生活中也會實踐這套做法。

心情沮喪時，就試著做做看「打·笑·感的法則」吧。相信各位就能自然而然彈開負面思考，擁有正面樂觀的心情。

磨亮內心，外表也會變美麗

與「打·笑·感的法則」的道理相同，我認為好好磨亮善良的心，周遭萬物就會一起幫助自己。

我常常告訴患者三件事「**人品要好、保有誠實、珍惜物品**」。**各位可能會覺得那都是屬於精神層面的，但實際這三項做法，其實也能達到減肥的效果。**因為這樣就不會有做「邊做其他事邊吃東西」或大吃零食之類的行為，心情也會保持平靜。實踐這套方法的人每個人都一一變美麗。

給易疲倦的人來碗心靈雞湯

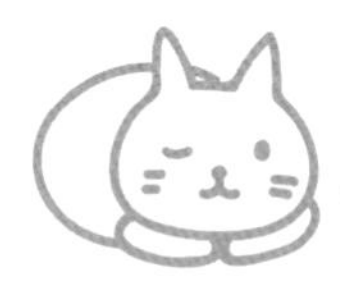

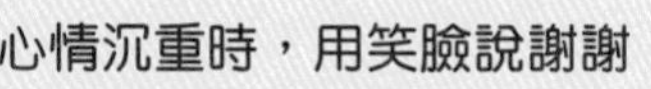

- 生活習慣 -

10

氣氛輕鬆的魔法能量詞「那就這樣！」

為了保持剛剛好的距離

我和朋友分開時常會帶著笑容說：「那就這樣！」這是能夠輕鬆劃下句點的魔法詞。人活在世上就會不得不接觸各式各樣的人，喜歡的人、不喜歡的人、不想講話的人。這句話能讓自己和喜歡的人告別時不會依依不捨，**想結束話題時也不會讓人感到不悅，能維持自己給人的好印象。**結尾只要好，一切都美好。離別時若留下好印象，相對的，之後的印象也會很好。

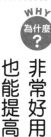

非常好用，也能提高好感！

這個方便好用的能量詞是「那就這樣，就這麼做吧。」「謝謝，那就這樣，再會了！」等等，使用方法很自由。只是加入「那就這樣」這句話，也不會讓對方覺得突然被結束話題。

這句話也可與我在一五七頁所介紹的「簡單五招」搭配使用。重複這五句應答的話，再用「那就這樣！」來劃下句點。**學習談話結束的方法，心情也能變輕鬆哦！**

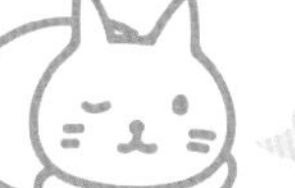

給易疲倦的人來碗心靈雞湯

與「簡單五招」併用，和不喜歡的人說話也會變輕鬆！

暫時休息一下

不小心嘆氣時，
就順勢變成深呼吸吧。

PART 4

消除疲累工作法

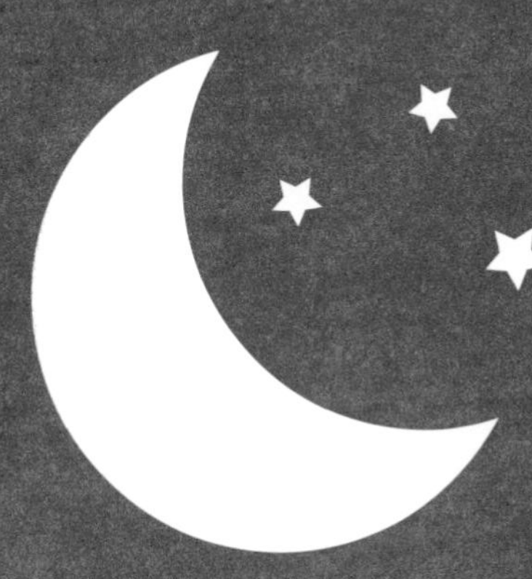

太努力會精疲力盡……

或許是大腦累了？

辦公室的神清氣爽方法大公開！

- 工作法 -

1

靠週末的手機斷食法，重新啟動身心。

假日讓疲憊的大腦休息吧

在網路與手機普及的現代，我們的大腦每天不間斷地曝曬在各種情報資訊下。**大腦只要接受情報就不會停止思考，如此一來就會不斷累積疲勞。**

我想很多人在沒有工作的休假日也會長時間盯著手機吧，然而，若不趁機讓大腦好好休息，也會對平日的工作效率造成不良影響。

因此，週末時應該要徹底執行手機斷食法。盡可能不碰網路、電話與電子郵件，關掉大腦的電源，有意識地讓大腦休息很重要。

現代人的前額葉太疲倦了

專司人類高層次腦機能，如知覺、隨意運動（voluntary movement）、思考、記憶等的是大腦的前額葉。白天活動時前額葉會不停歇地被過度使用。**前額葉一旦持續處於慢性疲勞的狀態下，就會產生判斷力、注意力降低或憂鬱症狀等各種弊害。**

透過手機斷食法來進行大腦的數位排毒（Digital detox），就能有意識地讓前額葉休息。若有餘力也可試試正念冥想（Mindfulness），讓位於前額葉的前額葉皮質的活動停下來，提高腦部的休息度。

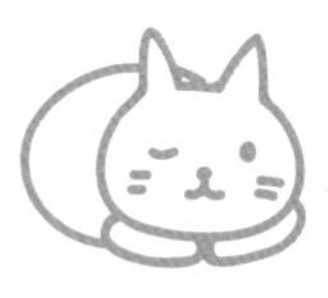

給易疲倦的人來碗心靈雞湯

有意識地讓大腦休息，與慢性疲勞訣別！

- 工作法 -

2

「比較病」是最強的心病。人際關係不要分上下，對事物也不要分對錯。

WHY 為什麼？ 用相同態度對待社長與後輩

我平時都很注意以平等的視線與對方相處，不要有對上對下的差異。即使是面對比自己年長的師長，也不會特別過於謙虛，同樣以對等的方式來對待。**不卑不亢、大大方方的舉止，才能給對方留下好印象。**

另一方面，若因為對方是後輩或討厭的對象而一副驕傲自滿的態度，自己也會感受到壓力。在人際關係上替對方貼標籤，結果卻讓自己疲憊不堪。

WHY 為什麼？ 心機會害到自己

若貼上地位、能力與收入等比自己高或低的標籤，腦中就會對對方懷有心機，自己也會陷入被對方暗算的狀態。懷有心機是有自卑感的人容易有的感受。正因為有自卑感才會不禁貼上「比不上對方」「比對方優秀」等標籤。

一旦陷入這樣的思考中，自己也會感到被周遭的人貼標籤，而有很大的壓力。撕掉標籤，無論是自己或人際關係都能變得一身輕。

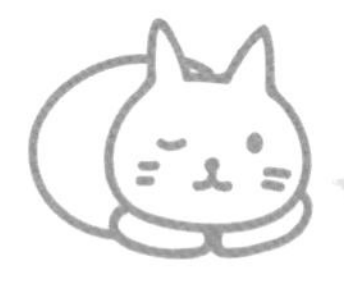

給易疲倦的人來碗心靈雞湯

不評價他人，也不評價自己。

- 工作法 -

3

內心若起波瀾時，就做「十秒身體掃瞄」。

能掃瞄出自己的緊張與疲累

消除壓力與身心疲勞的方法之一是「正念冥想」。

其中最推薦的方式是「身體掃瞄冥想」。集中意識在自己的身體上，檢查在不知不覺中身體的哪個部分累積了疲勞。

愈忙碌的人，愈容易有身體的某部分容易累積疲勞的問題，若沒注意到疲勞或緊張而置之不理的話，也有可能影響到健康。因此要定期做身體掃瞄，好好接住身體傳來的訊息。

WHY 為什麼?

同樣推薦正念飲食

煩惱無法消除時我所推薦的方法是，排除其他思考，集中意識在吃東西上的「正念飲食（Mindful Eating）」。

好比說吃青花菜時，好好感受每一口的重量、味道、舌尖的感覺、硬度、通過食道的感覺、掉進胃裡的感覺，啟動我們的五感來吃東西。若被後悔或不安等負面思考困住時，集中意識在每一餐上，大腦和心靈就能從轉來繞去的狀況解放出來。因為吃東西的動作變慢，也能達到減肥的效果。

給易疲倦的人來碗心靈雞湯

妥善運用小小的冥想，讓心靈解放吧！

-工作法-
3

立刻能做！到處都能做！微冥想「身體掃瞄」

所謂的正念冥想是有意識地將注意力放在「當下」，將其他多餘的思考排除腦袋的冥想法。

這裡介紹能讓身心合一的身體掃瞄方法。

首先先閉上雙眼，頭頂、眉毛、眼睛、肩膀……從自己的身體上方依序仔細地掃瞄，確認有沒有用力的地方或不舒服的部位。有意識地照護自己的身體，好好消除疲勞吧！

疲累、煩躁
瞬間消失！

專心於自己身上的身體掃瞄

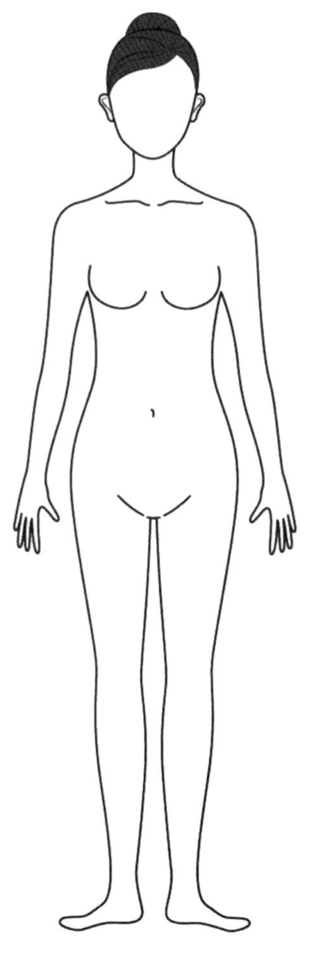

① 腳張開與肩同寬，以放鬆的狀態站立，或坐在椅子上。

② 伸展背脊，以舒適的感覺呼吸，輕輕閉上眼。

③ 想像有太陽光或手電筒從頭頂照射下來。

④ 先掃瞄頭皮，感受皮膚或頭髮的感覺。

⑤ 若覺得有沉重不適感，就代表過度緊張。想像著將緊張跟著呼吸一起吐出去。

⑥ 同樣去感受雙眼、鼻子、嘴巴周圍的各個感覺，來進行掃瞄。

⑦ 接著依序掃瞄脖子、雙肩、胸口、背部、臀部、腳以及全身，找找看不舒服的地方。

- 工作法 -

4

厲害的人才更要用藍色筆記本提升注意力。

WHY 為什麼？

文具用藍色，獲得血清素效果

色彩心理學已證實，顏色會大大影響我們的思考、心理和行動。**尤其是藍色能分泌神經傳導物質血清素，有效提高集中力。**工作中會經常看到的文具或桌上的東西，最適合使用藍色。

相對的，最好避開的顏色是紅色。紅色會令人連想到危險，會煽動不安的感覺，且有增加攻擊性的效果。紅色也會令人亢奮，脈搏或血壓上升而妨礙集中力也是原因之一。

藍色盤子能防止暴食

看見藍色所分泌的血清素，也具有達到抑止食欲的效果。而且自然界中沒有藍色的食材，因此可望達到雙重抑制食欲的效果。肚子太餓可能會大吃大喝的日子，使用藍色器皿能大量分泌血清素，幫助我們別吃得太多。其他還有黃綠色、紫色與紅色也具有減低食欲的效果，但這樣也可能使食物看起來不可口，所以也可以改變餐墊顏色就好。

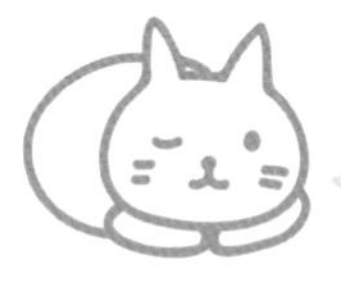

給易疲倦的人來碗心靈雞湯

使用藍色好好控制大腦吧！

- 工作法 -

5

眼睛疲累時，用簡單的按摩打造晶亮雙眸。

閉上眼簾，眼球上下左右轉動

現代人大多身處在長時間看電腦或手機螢幕的環境，而有慢性眼睛疲勞的問題。**眼睛疲勞會導致大腦疲勞，也會妨礙判斷力、思考力與注意力。**

若感到眼睛疲勞，先閉上眼，從眼皮上輕輕按壓眼球，再上下左右轉動。這是簡單又能短時間變得神清氣爽的按摩方式。眼睛疲勞消除後，對大腦的負擔也會減輕，維持注意力的效果也很大。進行長時間的工作時，可一小時按摩一次。

WHY 為什麼？

放鬆睫狀體肌肉，眼睛疲勞就會一掃而光

以近距離長時間持續觀看手機或電腦螢幕的話，負責調節眼睛對焦功能的睫狀體肌肉就會因過度使用而變硬。**水晶體就有如眼睛的鏡頭，而睫狀體肌肉負責調節水晶體的厚度，當睫狀體肌肉疲勞而無法對焦時，就會變得像老花眼一樣，無法近距離看東西。**

上述所提到消除眼睛疲勞的按摩，也具有放鬆睫狀體肌肉的效果，長時間看螢幕後，請定期做這個按摩。若能緩和眼睛的負擔，相信工作效率也會提升。

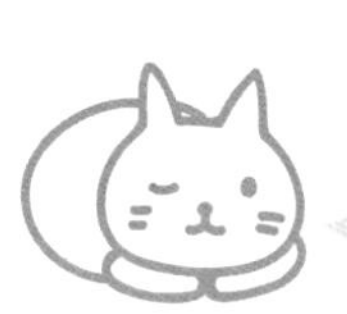

給易疲倦的人來碗心靈雞湯

維護眼睛的疲勞，也會減輕大腦的負擔。

- 工作法 -
5

坐辦公桌或電車內都可以！即效對抗疲勞的簡單按摩

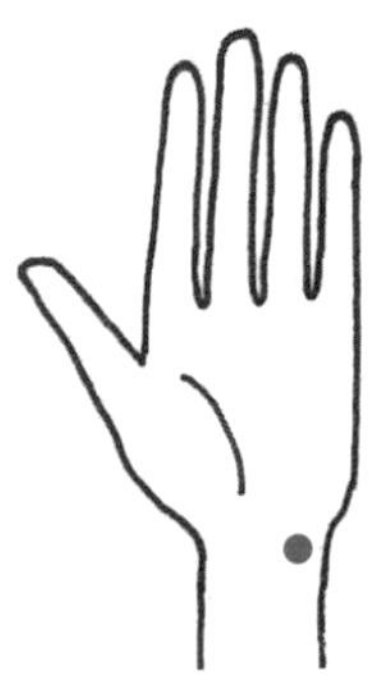

1

神門穴

鬆解精神性的緊張，鎮定煩躁或不安感的穴位。

位置：手腕內側橫紋的小指處稍微隆起的位置。

按法：拇指靠在神門穴，剩下的手指抓住手腕。力度稍強一點，按 30 次左右。

2

合谷穴

頭痛或肩頸僵硬，對身體全部的毛病效果都很好的穴位。也具有調整自律神經的效果。

位置：手背的拇指與食指的骨頭交叉的位置，食指的地方。

按法：用（另一隻）手的拇指用力按到感覺有一點痛的程度。兩手分別各按 30 次。

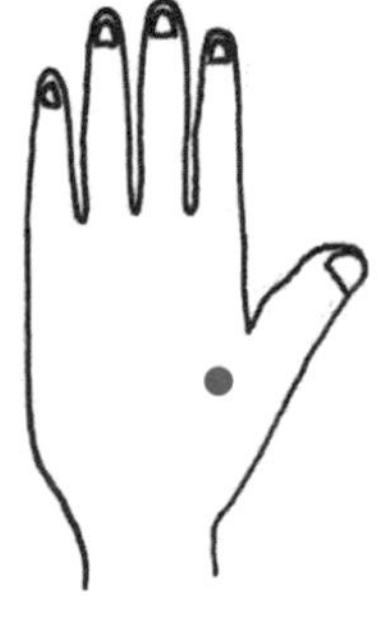

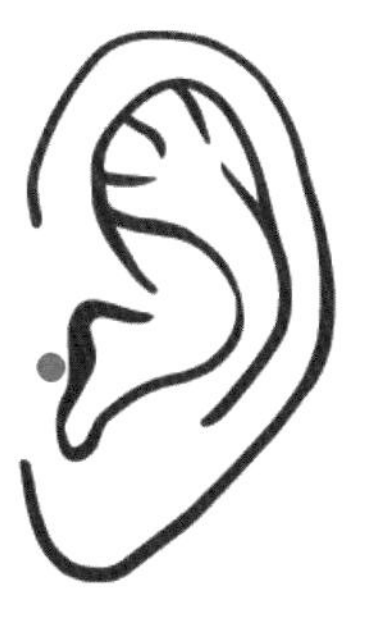

飢點

抑制食欲的穴位。吃飯前按一按，能促進腸蠕動。

位置：耳朵前方小小突出的地方。
按法：吃飯前 15 分鐘左右前，用手指按左右的飢點約 1 ～ 2 分鐘左右。

巨髎穴

有效對付法令紋的穴位。也有拉提（皺紋、臉頰下垂）的效果。

位置：鼻翼外側與黑眼球垂直往下拉一條線，相交的地方。
按法：用食指指腹輕輕按壓 5 秒，再慢慢放開。左右同時重覆做 5 次。

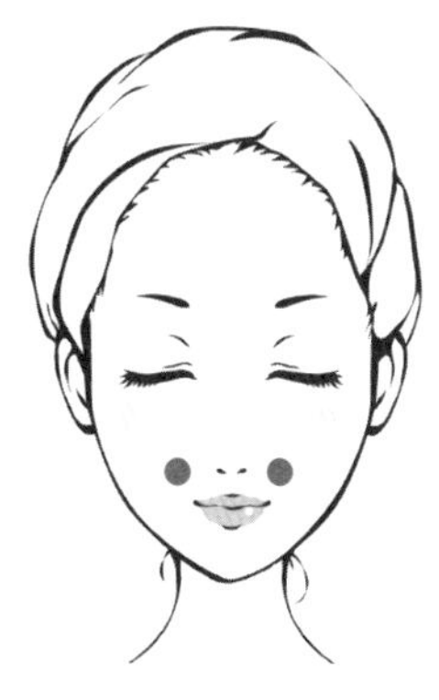

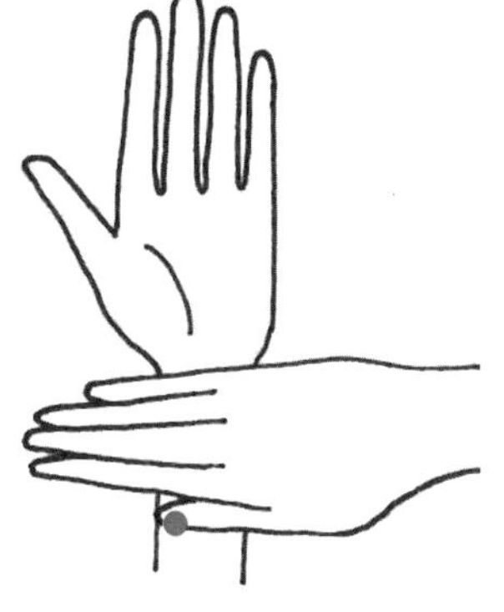

間使穴

肚子很脹不舒服時，按壓間使穴能活化腸子的蠕動。

位置：從手腕內側的橫紋到前方，4 ～ 5 根手指平齊的拇指處。
按法：拇指靠在間使穴上，剩下手指支撐手腕似地，分別慢慢按摩 2 ～ 3 分鐘。兩隻手的手腕都要按摩。

- 工作法 -

6

思緒糾結理不出頭緒時，就用「左手刷牙」。

靈活運用左手來活化右腦

大腦左右各負責不同的功能。**左腦主要負責語言方面的資訊，右腦則是處理以影像或情感為中心的非語言方面的資訊。**

譬如說，為工作上的企畫案絞盡腦汁，想事情想到累時，可有意識地動一動能刺激右腦的左手，右腦活性化之後，就容易浮現新的點子，也能提高找到解決方案的機率。

在專業的運動選手練習上也會運用刻意使用左手的方法。

用左手刷牙，大腦與身體也能刷新！

對右撇子的人來說，用左手拿筷子、寫字是很困難的一件事吧。我這裡建議的方法是刷牙。左手刷牙的話右撇子的人也能輕易辦到，在公司也有很多人吃完午餐會刷牙，所以也容易實踐這方法。

工作中若思緒不通時，試著用左手刷牙吧。**離開辦公桌動動身體，也能刷新身體和大腦，短時間內即可活化我們的右腦。**回到辦公桌時，或許會想到新的解決方案喔？

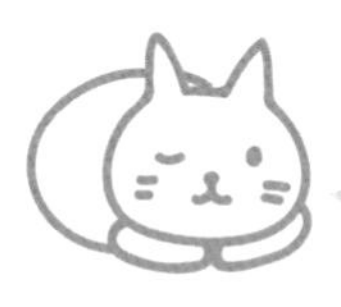

給易疲倦的人來碗心靈雞湯

活化右腦，提高工作效率！

- 工作法 -

7

再也不犯睏！午餐吃蕎麥麵精神好。

WHY 為什麼？

午餐吃得巧，要選擇低GI食品

午餐吃太多的話，一坐回辦公桌就會被睡意所襲擊。這是因為飯後血糖值急遽上升，血液無法充分到達腦部的緣故。

能有效防止飯後血糖值上升的辦法是選擇低GI食品。**「GI」指的是飯後血糖值上升度（升糖指數），低GI食品對健康也很好，因而深受矚目。**代表性低GI食品有蕎麥麵、糙米以及大豆食品等。尤其在不吃早餐只吃午餐時，要選擇能防止血糖值急遽上升的蕎麥麵。

WHY 為什麼？

營養補給品要小心！

忙忙碌碌，早餐午餐也不吃，卻想一口氣攝取到能量！我想很多人會因為這緣故而喝營養補給品吧。營養補給品的確會讓血糖值一口氣上升，喝完後，大腦瞬間清醒，感覺充滿能量。然而，**血糖值急遽上升後，為使血糖值下降就會分泌大量的胰島素，血糖值急遽下降，反而比喝營養補給品前還要累。**留心利用低GI食品，給心靈自然的營養補給吧。

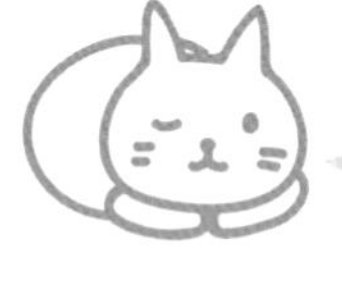

給易疲倦的人來碗心靈雞湯

防止疲勞或老化就是要保持血糖值的穩定！

- 工作法 -

8

想要召喚小幸運時，衣服、化妝品、便當哪個都行，一天一個小變化！

WHY 為什麼？

幹勁荷爾蒙的「多巴胺」效果

各位覺不覺得在挑戰新事物時或穿新洋裝的那天，心情都會特別興奮？

這是因為腦內分泌了神經傳導物質多巴胺。多巴胺是幹勁的源頭，在腦內增加幸福感與快感。人會沉陷賭博也是因為這個多巴胺。只要遇到一點點在意或喜歡的事物時，就會分泌這個多巴胺。

試著每天營造一個新變化，過個快樂的一天吧。

WHY 為什麼？

用玩遊戲的感覺，每天做出一點變化

好比說，比平時去遠一點的地方，或去沒去過的地方吃午餐，用既有的衣服來挑戰新的穿搭等等。**每天的生活中加進一樣自己喜歡的事物，嘗試小小的變化就會分泌多巴胺、提高幸福感。**一旦分泌多巴胺，臉上的表情與整個人的氛圍也會變得開朗，雙眼也會晶亮有神。

眼神閃耀著光輝以及滿足的表情，是構成美麗動人又充滿魅力女性的重要要素。從今天起務必要嘗試看看。

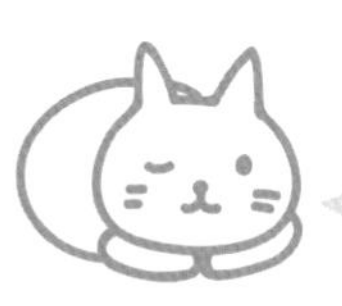

給易疲倦的人來碗心靈雞湯

小小的變化就能讓每天有大大的快樂！

- 工作法 -

9

運動不足的人，只做這個就OK——「原地交互輕跳二十秒」。

一直坐著血液會變得濃稠

坐辦公室的工作，很多人會長時間坐在椅子上辦公吧。**其實我們都知道，長時間坐著對健康很不好，也會提高死亡的風險。**人會靠站立或走路來活化全身的肌肉，促進血流，加速細胞內的代謝。然而，一旦久坐不動，全身的血流或代謝就會停滯。血液變濃稠，成為狹心症、心肌梗塞、腦梗塞與糖尿病等各種可怕的疾病的原因。

提升血流，抗衰老

坐太久，也是提早老化的原因。在家放鬆休息時或長時間坐在辦公桌前時，要有意識地動一動，好增加走路的時間。

接著可靠二十秒的交互輕跳，一口氣促進全身的血流。為了抗老化，也可在家的走廊上或估計公司沒人的時機交互跳，有效率地促進血流。被發現的話就撒個嬌唬嚨過去！移動時，不要搭電梯而是走樓梯，積極使用身體或腳的肌肉吧。

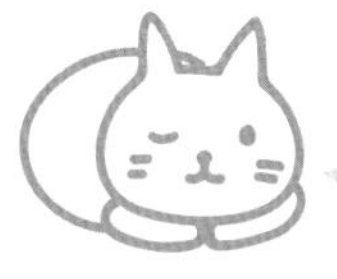

給易疲倦的人來碗心靈雞湯

只要二十秒就能促進全身的血流！

- 工作法 -

10

辦公室吃的零食，高可可巧克力是正解。

巧克力是女孩子的盟友!!

巧克力具有抗老化等各種健康與美容效果，是女性值得依靠的盟友。巧克力原料的可可中含有許多抗氧化作用的可可多酚，能抑止對肌膚與細胞等全身帶來傷害的活性氧的運作。**具體的功效有預防血壓過低、動脈硬化、美容效果、活化腦部、促進排便等。**可可多酚的一天攝取目標是兩百～五百毫克，所以可分數次適量來食用。

WHY 為什麼?

關鍵字是可可含量「百分之七十以上」

最近高可可巧克力很盛行。與普通的牛奶巧克力相比糖分較少且營養豐富，熱量與血糖值方面也很健康。**高可可還有個優點是富含能擴張血管，促進血流作用的可可鹼，一般來說也具有很高的美容效果。**

然而，若高可可攝取太多，也會造成肥胖與老化，所以要當心。由於最近市面上也販售低GI的巧克力，各位可嘗試看看。

給易疲倦的人來碗心靈雞湯

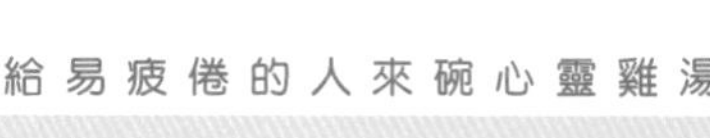

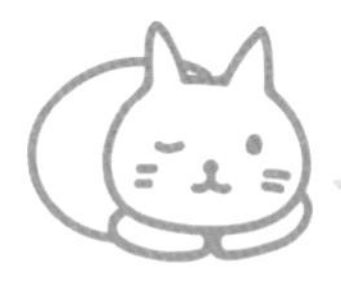

- 工作法 -

11

與人交流的藝術。用「簡單五招」，當個人人愛的女子。

不累積壓力的人際關係法

長舌的人、光說自己的事或合不來的人。如果都要配合每個人的狀況而累積壓力可不得了。我與這類人說話時，會以這五招來應對。

「真佩服」、「我都不知道呢」、「好厲害」、「品味真好」、「原來是這樣啊」重複這五句如魔法般的咒語。

多話的人有很強烈的認同欲，所以只要稱讚對方就能獲得滿足。即使是合不來的人，活用「簡單五招」也能笑臉以對，進而帶來一場順利的對話。

視合不來的人為「貴人」

我會把合不來的人視為是「貴人」。不論是再怎麼棘手的人，只要當成貴人來看，就會感覺對方值得尊敬，說的話有意義。若瞧不起對方的話，就會感到不耐煩「浪費時間」、「為何要聽這種人說話」，到頭來反而造成自己的壓力。

只要切換想法，與人交談就會有開心或痛苦的差異。不要憑自己的好惡來評價對方，而是無論對任何人都要保持敬意。

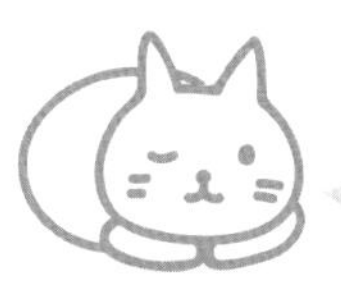

給易疲倦的人來碗心靈雞湯

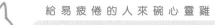

好惡是逼迫自己的原因。

- 工作法 -

12

當努力過頭覺得「不行了！好累啊！」時，建議「假裝自己死一次」。

快遲到的早上，在通勤電車上「裝死」

我會對因煩惱而悶悶不樂的人建議「假裝自己已經死一次」。譬如說，在早晨通勤電車似乎快遲到時，一直看時間或手機擔心「不知道來不來得及？」很緊張的時候，先閉上眼睛，想著自己已經「死了一次！」

「自己死了一次後消失在這世上」若能這樣想，也會覺得煩惱根本不重要。左思右想也無法解決的事情，再想下去也是徒然，只是在累積壓力罷了。請試一次這個方法吧。

有時視為「別人的事」才是正解

一想到「自己已經死過一次」，不可思議的是下一刻就能客觀地看待許多事。死亡的自己已不在人世上，也就不會在意別人怎麼看自己。

主觀感受到的煩惱或問題，退一步重新審視的話，就能像別人的事情般客觀看待。心情輕鬆到連自己都很訝異，便可冷靜地面對問題或煩惱。是非常簡單就能脫離現實的方法。

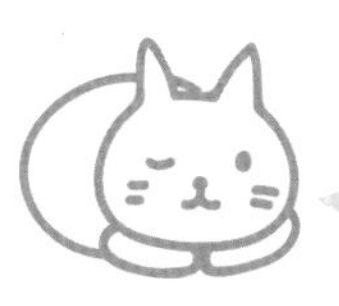

給易疲倦的人來碗心靈雞湯

「裝死」能將煩惱重開機。

- 工作法 -

- 工作法 -

13

隨身帶著喜愛的幸運口紅。

打造切換想法的開關鈕

為了戰勝工作簡報前或重大約會前的緊張情緒，別穿幸運內衣而是塗上幸運口紅，養成這樣的習慣吧。塗上喜歡的顏色，心情上也會稍微變得有自信。這是因為這時**腦內分泌多巴胺，情緒變得較正面，能夠替自己打氣。**

由於這方法很簡單，隨時隨地都能實踐。請運用在心情沮喪時或情緒不佳時，做為心情切換的開關鈕。

WHY 為什麼？

運動員的例行動作也是使用這方法！

運動選手間也會運用這套有意識地切換心情的方法。譬如說，棒球選手進到運動場時會左腳先踏進去，鈴木一朗選手站上打擊區前一定會做伸展操的例行動作一樣。**可做為消除緊張所造成的壓力，切換成集中注意力模式的開關鈕。**

只要能輕鬆切換心情，什麼方法都OK。尋找對自己有效的方法來試看看。

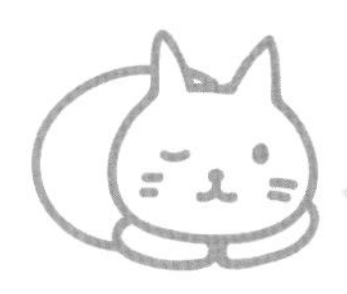

給易疲倦的人來碗心靈雞湯

用喜歡的口紅，獲得自信與堅強！

- 工作法 -

14

傳達心意時，先掌握「坐的位置」。

WHY 為什麼？

約會或會議都通用，聰明的坐法

在心理學上，坐的位置會大大影響對方的心情。好比說，如果是在診間，我一定是坐在患者的右邊。左邊是靠近患者心臟的位置，這樣會造成患者的不安。

此外，**正面對坐容易產生敵對的心情，所以開會時讓我方的自己人坐在正對面吧。**約會時，比起對坐，吧台的並肩席，或自己和對方的心臟相對的斜四十五度的位置較佳，而女性的最佳位置是男性的左邊。

WHY 為什麼？

道歉在下午兩點最佳！

「時段」也會對人的心理產生很大的影響。譬如上午十一點以後與正午前這時段會因為肚子餓而感到心浮氣躁。因此，向上司賠罪時要避開這時段，而選在吃完午餐後的兩點。由於飯後是副交感神經活躍的時段，順利迴避危險氣氛的可能性就很大。

夫妻的談話在中午前容易吵架，避開這時段才是上上之策。談判事情在傍晚時則能提高成功率。傍晚時，**由於疲勞升高判斷力變遲鈍，一般來說較容易說服對方。**

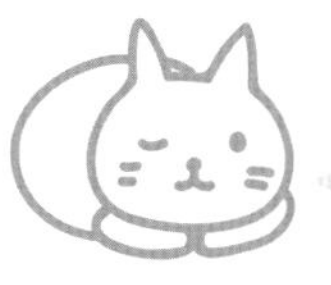

給易疲倦的人來碗心靈雞湯

活用心理學，讓人與人之間的交往更順暢。

- 工作法 -
14

零壓力！今天開始就這麼「坐」指南

和任何人都能變好朋友！

和對方面對面坐容易產生敵對的氣圍，所以開會時最好要安排自己人坐在正對面。

由於自己坐在對方的左手邊能帶來安心感，約會時比起坐對面，能並肩而坐的吧台，且坐在左手邊為佳。此外，對方和自己的心臟能相對的斜四十五度位置，也能增加安心感，所以建議吃飯等隔著桌角來坐。

道歉的時候，若正面對正面說話有可能導致事態惡化，所以從對方的左手邊說話，站在斜四十五度的位置來表達自己的心意吧。意識到坐的位置，也能讓事情進行得較順利。

靠坐的位置一帆風順！

SCENE 1

會議室

正面對坐容易產生敵對心，所以正面要安排自己人。若是受邀入坐時，則要坐在容易讓人敞開心房的 45 度位置，也就是對方的左邊才是最正確的。

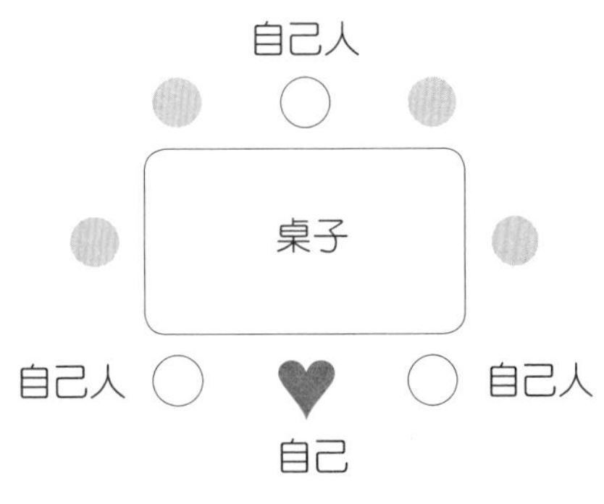

SCENE2

在餐廳約會

並肩而坐的吧台位置可提高親近感。約會時若是吧台，就坐在對方的左邊吧。若坐桌子位置，則是斜角 45 度，對方的左邊最佳。

桌子
女性
男性

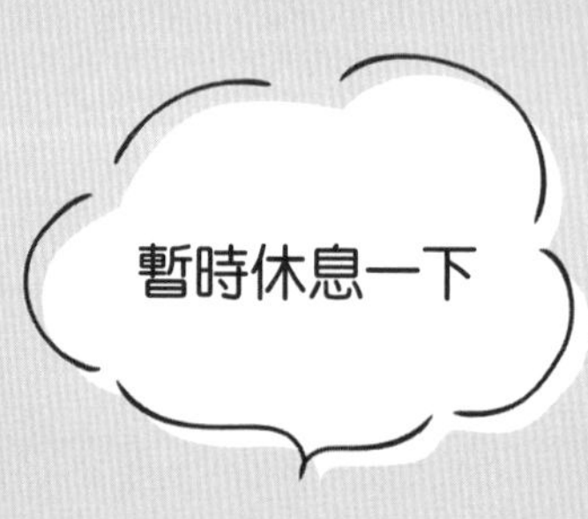

會不會很想趕快變得精神奕奕呢？以舒服的方式來消除疲勞，就會逐漸恢復精力哦。

PART 5

消除疲累的壓力照護

愈努力心愈煩愈悶……
這樣的煩惱瞬間消失，
讓人每天開開心心的壓力照護

- 壓力照護 -

1

想太多會造成負面迴圈，一有煩惱就即刻動起來！

想太多會造成負面迴圈，一有煩惱就即刻動起來！

相信各位有時也會被煩惱困住而陷入苦思吧。不過，愈想像就會愈往壞的方向膨脹。要脫離這個負面迴圈，唯有切斷思緒這個辦法。

因此，唯一的辦法就是付諸行動。**早上先刷牙、洗臉、處理堆積的家務事，像這樣動一動身體非常重要。**這是因為思考與行動無法同時進行。先前占據頭腦的負面思考，也會被活動身體這個新的想法逐漸擠出腦袋。

WHY
為什麼
?

煩惱時，放空腦袋做家事

我建議的方法是，寫出該完成的家事，放空腦袋依序完成這些事。洗衣服、打掃、洗碗等、默默進行單純的作業，心力就會自然而然集中在眼前的工作上，相信負面思考就會停止。尤其要找到容易讓自己集中精神的家事或工作，最好事先條列下來。

持續長時間的負面思考，無論大腦或身體都受到強大的壓力而感到疲憊。為了避免這件事，要立即斬斷負面迴圈。

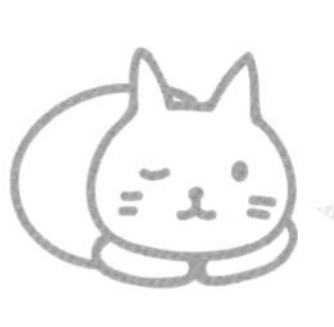

給易疲倦的人來碗心靈雞湯

煩惱的時候不要發呆動動身體吧。

- 壓力照護 -

2

不安盤據時，
看看「關於宇宙的書」
效果很好。

用非日常行程消除擔憂

我若被不安或煩惱困住時，常常會閱讀關於宇宙的書。宇宙真是不可思議呢。「宇宙的角落有什麼呢？」「比光還快還廣的宇宙，究竟有多大呢？」「其他星球上也有生物存在嗎？」等等，宇宙的不可思議是無邊無際的。

因此，只要一閱讀關於宇宙的書，就能瞬間吹散負面想法。如果陷在現實世界的煩惱裡，就想像遙不可及的非日常世界來逃避現實吧！

只要讀能轉念的書就OK！

除了宇宙的書，像那些有點新知識或能解答日常疑問等輕鬆有趣的百科全書，也很適合斬斷負面思考。這些書在便利商店的書架上也常常看到吧。我若心情不好時，也會買來閱讀幫助自己轉換心情。「原來這是這麼回事啊！」轉換看事情的角度，獲得的感動或驚人的發現占據腦海中，就會感覺負面思考被彈了出來。

只要是有興趣的書，先買回來當家中存貨也是不錯的方法。

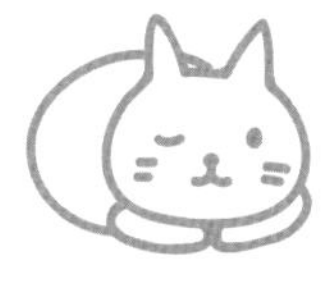

給易疲倦的人來碗心靈雞湯

準備一本能逃離現實的書吧。

- 壓力照護 -

3

寫下「喜歡的事物表單」，拿回真正的自己。

WHY 為什麼？

寫下「喜歡的事物」，拿回真正的自己

「總覺得沒什麼精神」、「厭煩每天的例行公事了」這種時候最好一試的方法是「列出喜歡的事物」，依序來實行。去做你超喜歡且能埋首於其中的事情。**埋頭於喜歡的事物中，大腦就會分泌幹勁荷爾蒙的多巴胺，並獲得興奮感與活力。**只要去做列出來的事情，腦內模式就會切換成正面，相信就能重新拿回原來的自己。像是玩玩手機遊戲、塗塗指甲油、或做做小點心，建議可以輕鬆完成的事情。

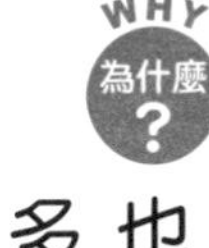

也可運用在醫療現場的多巴胺效果

列出喜歡的事物，對於消除煩惱也很有效。將喜歡的事物列出來促進多巴胺分泌的方法，實際上也做為身心症患者的有效治療方法。

不規律的生活習慣或自律神經失調，會降低多巴胺的分泌，因此提不起精神的時候，要留心過規律正確的生活。想再多也沒用的煩惱只是在浪費時間。避開負面迴圈，避免累積壓力，才是人生的生存技巧。

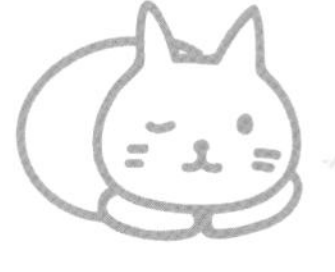

給易疲倦的人來碗心靈雞湯

沮喪就讓大腦分泌多巴胺。

- 壓力照護 -

4

煩惱一掃而光，做三十分鐘稍微劇烈的運動。

效果可媲美抗憂鬱藥物！

經研究證明，運動對於預防並改善憂鬱症很有效果。**這是因為一運動，就會分泌與安定腦內精神有莫大關係的神經傳導物質血清素。**一般曉得「三十分鐘左右稍微劇烈的運動，效果可與抗憂鬱藥物匹敵。」

好比說別在最近的一站而是在前一站下車，快走三十分鐘。最近流行的暗黑FEEL CYCLE（譯註：非一般明亮的運動房，而是昏暗的運動房裡騎飛輪車。）等，在非日常空間盡情動身體，能獲得更高的效果。

WHY 為什麼 ?

靠運動消除腦部疲累造成的壓力

現代人不動身體，只動腦的機會非常多。其實只要大腦陷入疲累的狀態，人就會感受到壓力。相反的，如果身體疲累大腦卻很有精神的話，就與壓力無緣。從這道理來看的話，壓力最少的職業可以說是農業。

下班回家時，若覺得只有頭腦很累的話，就靠運動活動身體紓解壓力吧。像是睡前去夜跑等，其實是非常棒的紓壓法。

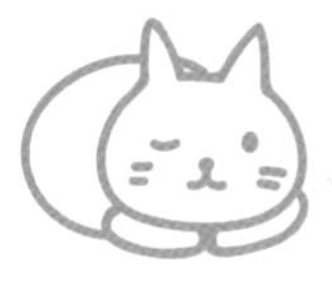

給易疲倦的人來碗心靈雞湯

晚上做稍微劇烈的運動來消除壓力吧！

- 壓力照護 -

5

肩頸痠痛、頭痛、胃痛……身體的不舒服可能是心靈傳達的訊號!?

WHY 為什麼？

身心是相連的

如同「疾病是因心而起」這句話，**在東方醫學世界上，精神上的痛苦會化作身體的不適和疾病顯現出來。**慣用語中也有「忐忑不安」、「束手無策」等形容的表現，但實際上依煩惱的數量與內容，身體不舒服的地方也有所不同。

好比說，壓力一累積眼皮就會開始跳，喉嚨覺得卡卡的，脖子和肩膀也覺得很僵硬之類特定的部分也會出現症狀。這些都是身體傳達的重要訊息。

WHY 為什麼？

用集中照護彈開壓力吧

東洋醫學中，肋骨下方胸口的疼痛稱之為「胸脅苦滿（譯註：胸間氣塞滿悶感，感覺胸悶呼吸不順暢）」。這部位會痛的患者，被懷疑是壓力累積或精神出問題。其他也有眼睛、脖子、肩膀、喉嚨、胃與腹部等，可依身體不舒服的部位尋找壓力的來源。

此外，據說**護理不適的部位，也能有效排除壓力或疲勞源。**

下頁會介紹每個部位的症狀與處理的方法，若有符合的部位請試著做做看。

給易疲倦的人來碗心靈雞湯

別忽視身體發出的求救訊號！

- 壓力照護 -

5

發現身體傳來的訊號了嗎？不同部位的壓力檢測

眼睛 □

症狀：眼皮跳動

處理法：壓力或疲勞累積時，血液不足而容易出現的現象。前者可喝茉莉花茶、洋甘菊茶或用香氛精油促進氣血循環。後者可吃肝、波菜或枸杞。

喉嚨 □

症狀：喉嚨卡卡的，很苦。

處理法：疲勞或壓力的累積造成氣滯的狀態。可喝茉莉花茶、洋甘菊茶或用香氛油等，多多使用能促進氣血循環香草物品吧。身心都能放鬆才是關鍵。

胃 □

症狀：心下胃部悶塞，胃消化不良

處理法：因運動不足或睡眠不足造成胃衰弱。也要睡午覺，確保一天七小時的睡眠時間吧。積極攝取容易消化的青菜、紅蘿蔔、馬鈴薯、蘋果、雞胸肉、白身魚等。

脖子 & 肩膀 □

症狀：肩頸僵硬

處理法：原因出在壓力與疲勞。和緩緊繃的肌肉與血管，含有豐富異黃酮的葛粉湯效果很好。以 1：10 的水溶開葛粉，稍微加一點蜂蜜或砂糖，溫熱喝。

胸部 □

症狀：從胸口到腋下感到很悶很脹

處理法：壓力的累積或運動不足等氣流滯淤造成胸脅苦悶的狀態。做做運動活動活動身體，或到 KTV 大聲唱歌，用適合自己的方法紓解壓力吧。

腹部 □

症狀：下腹部腫脹感

處理法：由於這是血液循環不良的狀態，「泡冷熱水交替澡」來促進血液循環。做法是泡 39 度左右 20 ～ 30 分鐘的半身浴，再泡 42 度左右 3 分鐘的半身浴，手腳淋十秒鐘的冷水。重複五次。

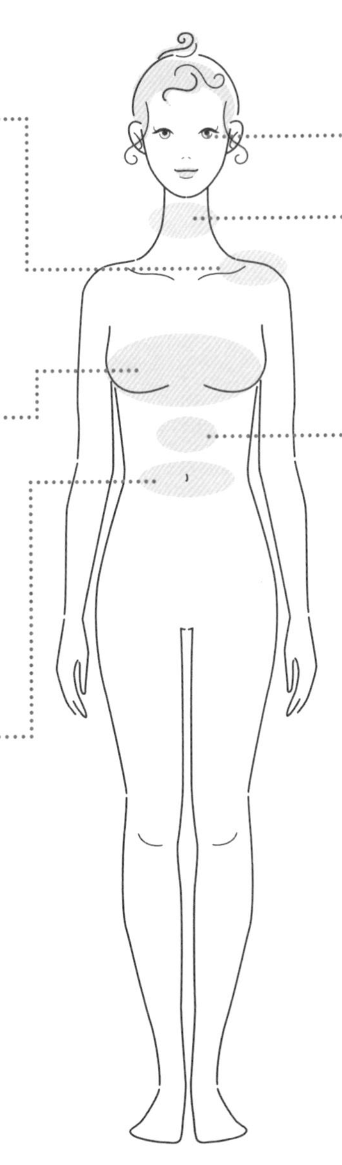

Point！

非常不舒服時就去醫院。也有能效對付「胸脅苦滿」的漢方藥。

- 壓力照護 -

6

快報！聊天可以拯救壓力女子。

唱歌或大聲朗讀都有絕佳的效果！

從以前人們就說女性是靠聊天紓壓，其實這是真的。**女性的大腦在聆聽人說話時會產生共鳴，並做為生存的智慧輸進腦海中。而當對方能同理自己的話時，也會感到愉快。**因此聊天，彼此互相同理對方對女性而言是必要的交際，心情也會愉快。

然而，需要注意的是，這對男性反而會造成壓力。沒有女性聊天對象的人，可以唱歌或大聲朗讀來發洩自己的情緒，也是不錯的方法。

男人盯著電視發呆的秘密

男性是不是常在家盯著電視發呆，跟他說話也不理？其實他們正處在非常放鬆的狀態下。真相是他們連電視都沒在看，是放空的狀態。那時候，**男性是將腦內操控左腦的語言領域關起來，讓右腦空轉，活化空間認知的領域，企圖重新建構知識。**換言之，就是在整理腦中的思緒，也是接近正念的狀態。因此就算沒回應也別生氣，請在身邊守護著對方就好。

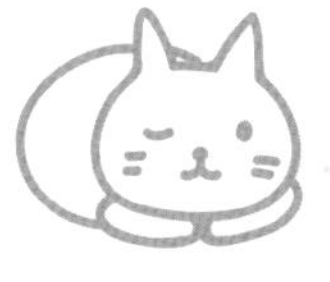

給易疲倦的人來碗心靈雞湯

了解男女腦部的不同之處，讓夫妻感情更加圓滿！

-壓力照護-

7

碰觸的魔法！碰觸者比被碰觸者幸福。

催產素按摩的效果驚人！

各位曉得被稱為催產素（Oxytocin）這個療癒荷爾蒙嗎？**那是透過與家人、親人與寵物的接觸所分泌的荷爾蒙，具有帶來幸福感或穩定情緒、減輕壓力等作用。**也被認同能有效改善疼痛或失智症的症狀，醫療機關稱之為催產素按摩療法，被大大運用在治療上。擁抱或輕輕接觸也會分泌，但「催產素按摩」效果更佳。作法是雙手貼在對方的背上，慢慢畫圓般一層一層畫大的方式進行按摩。

「對他人有貢獻」是幸福之鑰

具龐大人氣的阿德勒心理學中提倡「**對他人有貢獻才是開啟幸福的鑰匙**」。人生再怎麼不順遂，只要覺得對他人有幫助就能感覺到幸福。催產素按摩也以「想讓對方感覺到安心」的心情來進行，**貢獻他人時自己也會分泌催產素，而感受到幸福感與安心感**。

這麼說來，有家庭的女性每天都不停歇地在貢獻他人。請抱持著感謝的心，替辛苦的家人溫柔地按摩吧！

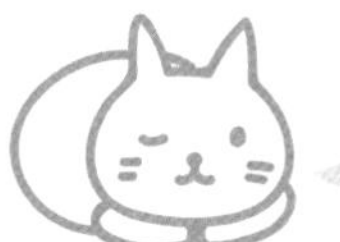

給易疲倦的人來碗心靈雞湯

對他人有幫助是呼喚幸福的秘訣！

- 壓力照護 -

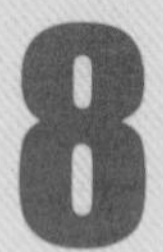

一天嚼一次口香糖。壓力、食欲全消的奇蹟口香糖效果。

口香糖其實是健康食品！驚人的口香糖效果

嚼口香糖具有減輕壓力與減肥的效果。嘴巴有很多連接腦部與身體的重要神經通過，**透過嚼口香糖能抑止造成恐懼與不安的扁桃體活動，副交感神經也會活絡起來，而不易感受到壓力**。

此外，吃飯前嚼口香糖腦中會分泌血清素，能緩和飢餓感。也會跟著分泌組織胺，能達到提高皮下脂肪與內臟脂肪燃燒率的功效。很適合防止我們吃太多或釋放壓力。

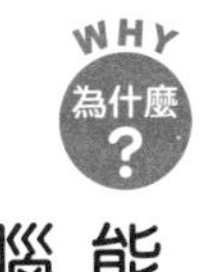

能預防蛀牙、口乾症，連腦梗塞與糖尿病也能預防

唾液的分泌能防止口乾症惡化並預防蛀牙。此外，也能有效預防對健康有害的「以嘴呼吸」。唾液中所分泌的壓力荷爾蒙也就是皮質醇減少，也能舒緩壓力。

某個實驗是讓裝胃造廔（將營養直接送進胃裡）的高齡者嚼口香糖，結果發現嚼香糖能活化大腦皮層聯合區減輕失智症的症狀。現今已證明嚼口香糖能有許多健康的功效，像是預防腦梗塞、糖尿病、有助戒菸與減輕異位性皮膚炎的症狀等。

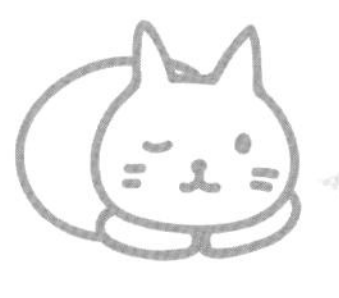

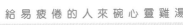

給易疲倦的人來碗心靈雞湯

嚼一嚼口香糖，打造健康與美麗！

- 壓力照護 -

9

一鼓作氣解決煩惱，
「寫出討厭的事情」
效果驚人。

用粗筆豪邁寫下來，再撕破！

有煩心事或負面情感時，都會在腦中縈繞不去。這時請將想到的事情全都一一寫下來。

寫下來彷彿像直接面對煩惱，或許會有些抗拒，但**書寫本身能發洩壓力，也能梳理思緒。**

手寫文字的效果是用電腦打字達不到的。盡可能用粗的筆豪邁寫下來，效果更好。最後再把寫完的紙撕破，會覺得很爽快哦！

煩惱搞不好其實很少?!

煩惱是愈想愈多的。想得太複雜，常常就會陷入被害妄想的狀態。因此，**將煩惱寫在紙上好好整理，或許會發現竟然沒什麼大不了，或是煩惱的數量比想像中的還少。**

心療內科（譯註：類似台灣的身心科。）的治療中，也會請患者每次感到不安時就寫在紙上再撕破，重覆這行為來進行治療。這個紓壓方法不花時間也不費力氣哦

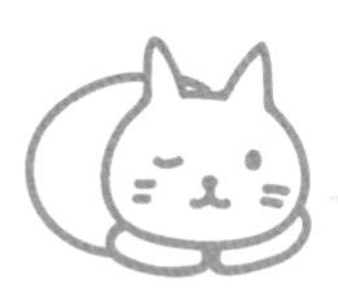

給易疲倦的人來碗心靈雞湯

心情不好時先寫下來再撕破！

- 壓力照護 -

10

有效對付疲倦與壓力！
香草的秘密。

穩定自律神經，有效對付壓力

香草有消除壓力與放鬆的效果。一聞到香草的芳香，就會從鼻腔刺激嗅覺，再刺激大腦邊緣系統與下視丘。**進而對人體的感情、穩定自律神經以及荷爾蒙分泌帶來很大的影響。**

藉由呼吸，芳香的成分吸進肺部，藥效就能從肺泡進到微血管，再隨著血流運送到全身。香草中具紓壓效果的精油有洋甘菊、檸檬香蜂草、丁香、茴香、茉莉等。

用輕鬆的方法養成每天的習慣

香草是光嗅聞味道就能消除壓力，且能有效對付憂鬱或女性特有的惱人問題。由於不同的香草有不同功效，尋找適合紓解個人煩惱的香草，妥善運用在生活中吧。

市面上販售許多香草相關的物品，其中，也有能輕鬆使用在**每日生活中的香草茶以及身體乳或護手乳等**。除此之外，也很建議將香草精油做為按摩精油使用。將適合自己的香草用自己喜歡的方式好好運用吧。

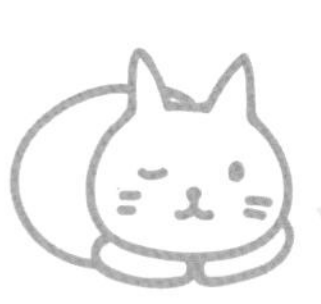

給易疲倦的人來碗心靈雞湯

有效使用香草來變美麗吧！

- 壓力照護 -

10

每天使用超有感！香草的幸福香氛效果

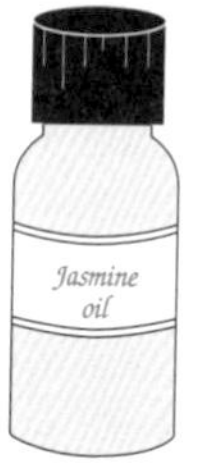

茉莉花

沒有澀味的花香。經常被使用於莉花茶、線香或氣氛油的香草。沖繩特有的沖繩香片茶（さんぴん茶）也是茉莉花茶。具有緩和壓力與抗憂鬱的效果，在日本也是很受歡迎的香草，製作成各種產品販售。

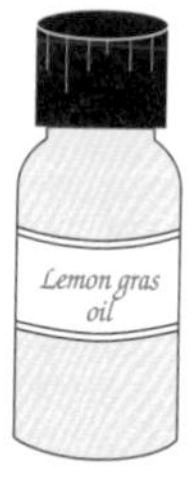

檸檬香草

唇形科的香草，散發清甜柑橘系的香氣。也具有改善焦慮障礙、睡眠障礙與更年期女性的睡眠障礙等效果。也能有效對付慢性的支氣管炎、發燒、憂鬱症等。建議使用乾燥花的香草茶或生的葉子來入菜。

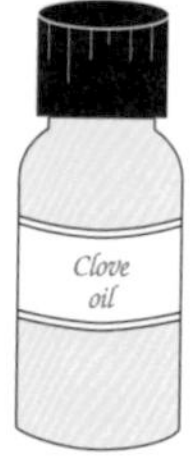

丁子香

具健胃的作用。在日本做為生藥或漢方藥使用。做為肉類料理的漢方藥也很受歡迎。散發香莢蘭般甜甜的香氣。具有抗憂鬱效果或做為精油有殺菌、防腐的作用。也有輕微的麻酸、鎮痛偏用，所以也被用來做牙痛的止痛劑。

香草從古至今就對人們的生活助益頗多。身心俱疲時、失眠時、或想重新啟動身心時，用自然的力量來療癒我們的身體。香草所擁有的香氛效果，可靠香草茶或乳液輕鬆獲得。此外，精油有著強力效果，使用時需要多加注意。

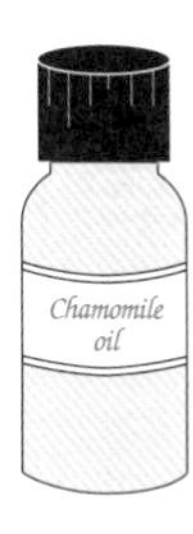

洋甘菊

菊科的香草，散發蘋果般馨甜的香氣而大受歡迎。自古就被做為健胃、發汗、消炎的藥草，對付婦女疾病也很有效。也具有紓壓、改善睡眠障礙與產後憂鬱、消除便秘、緩解經痛、生理不順或美肌效果等功效。

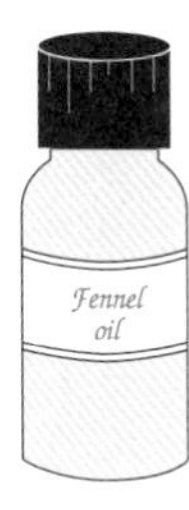

茴香

特徵是強烈的香甜味。傘形科茴香屬的多年草。具有健胃整腸、去痰、促進消化與除臭等效果。也做為生藥或漢方藥使用。除了有鎮靜作用與改善更年期障礙外，對於失眠、焦慮症狀的改善也很有效果。

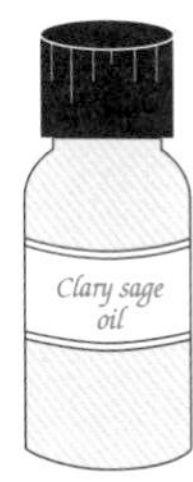

鼠尾草

唇形科的香草。有些嗆味，也帶稍許的甘甜香氣。在民間療法中，種籽對眼睛的疾患很有效，對付生理不順或更年期障礙也很有效。精油大多被使用於香薰療法。

第一次的漢方講座

近年來，合併西醫與中醫的優點進行診療逐漸成為主流。「漢方」醫學能了解個人體質，再從身心兩方面來著手改善身體的不適與疾病，深具驚人的魅力。

漢方醫學是以「氣・血・水」的概念。「氣」是能量，「血」是血液，「水」是體液。氣・血・水在體內循環而維持身體的健州。只要有一樣不夠，或循環滯淤的話，身體就會出毛病。漢方醫院基於這概念將體質分成血瘀、血虛、水滯、氣滯四種。

3 水滯

Check 舌頭周圍有舌苔。

症狀 頭或身體容易覺得重重的、水腫、軟便、下痢問題，長痘痘或疣、似乎變胖、容易流汗、身體易冰冷等。

處理法 盡量避開暴飲暴食、又油口味又重的食物。此外，愛喝酒抽菸的人，分量要減少。做做輕運動來流汗，排出多餘的水分和老舊廢物。

4 氣滯

Check 經常嘆氣。

症狀 容易煩躁、生氣、感覺憂鬱、容易打嗝、放屁、裡急後重（明明沒大便卻有便意）、胸口或喉嚨卡卡的，呼吸不過來等等。

處理法 喝茉莉花茶或洋甘菊茶、香氛油等容易聞到香氣，就能放鬆身心。

迷你漢方知識①

你是哪種類型？4 類型診斷

1 血瘀

Check 舌背的靜脈顏色很藍，浮凸出來。

症 狀 容易瘀血，容易長斑或眼睛下方容易有黑眼圈，容易長痘痘，容易長疙瘩、硬塊。

處理法 為了促進血液循環，要做運動或伸展操等，讓身體養成活動的習慣。此外，要留意別長時間維持同個姿勢不動。建議要吃促進循環的食物，洋蔥、蕗蕎、葡萄柚等。

2 血虛

Check 伸舌頭時微微顫抖，舌頭顏色很淺。

症 狀 皮膚、頭髮、指甲等沒有光澤，臉色很差、似乎瘦了、眼睛模糊、睡不著、貧血。

處理法 屬於營養不足的類型，要避免激烈的減肥或偏食，要留心過正常規律的生活。建議吃補血的食物，像是肝、菠菜等。

4 五苓散

症狀 頭暈目眩、口渴、想吐、食欲不振、腹痛、頭痛、水腫、宿醉等。

解說 開立提高身體活動力，將多餘的「水」排出體外的處方箋。因為只將多餘的「水」排出體外，反而能有效將暫時不需要卻囤積在體內的「水」排出。

5 當歸芍藥散

症狀 手腳冰冷、貧血、暈眩、臉色蒼白、肩頸僵硬、耳鳴、月經異常。

解說 給予全身營養，促進血液循環的同時，還能調整水分代謝，將多餘水分排出，能有效改善寒冷體質與生理不順等問題。

6 桂枝茯苓丸

症狀 下腹部疼痛、肩膀僵硬、頭痛、暈眩、熱紅潮、腳部寒冷、生理痛、月經異常。

解說 能促進滯淤的血流的循環，並溫暖下半身，改善生理痛、生理不順、月經異常等問題。也有能有效改善肝斑的相關證明。

7 十味敗毒湯

症狀 痘痘、蕁麻疹、發癢起疹、過敏性皮膚炎、乳腺炎。

解說 患部潮溼化膿時，肌膚長東西時，將「水」或體熱發散出來，使肌膚恢復正常。

迷你漢方知識②

幫助女性的漢方藥 Best 7 !

1 人参養榮湯

症 狀 慢性疲勞、衰弱。女性常有的倦怠感、氣色不好、貧血、食欲不振、身體微熱、寒冷、下痢、失眠、皮膚乾燥、心悸亢奮、氣喘、呼吸困難、健忘等。對多種症狀效果很好。

解 說 65頁也已介紹過，能提高消化器官的運作，將營養送至全身各處，補足「氣」與「血」的萬能漢方藥。「氣血」不足不僅會身體虛弱，還會出現精神不安、失眠、體力降低、體重減輕等各種症狀，有效幫助我們身體的漢方藥。

2 加味逍遥散

症 狀 失眠、心煩氣躁、焦慮、熱潮、熱潮紅、耳鳴、頭痛、肩頸僵硬、手腳發冷、心悸、經前症候群（PMS）。

解 說 將體內的「氣」壓下來促進全身的循環，同時冷卻堆積的體熱。此外，還能補足不足的「血」，調整身體的平衡。尤其是交感神經亢奮時的心浮氣躁、失眠等中高年齡層婦女常出現的神經性症狀，會使用這藥方。

3 抑肝散加陳皮半夏

症 狀 失眠、心煩氣躁、焦慮、熱潮、熱潮紅、耳鳴、頭痛、肩頸僵硬、手腳發冷、心悸、經前症候群（PMS）。

解 說 可調整自律神經，補「血」、促進「氣」「血」流動的處方箋。消除壓力對身體的影響，穩定自律神經。也搭配可調整胃腸功能的生藥，所以胃腸弱的人也能安心服用

高寶書版集團
gobooks.com.tw

HD 128
遠離慢性疲勞！
消除疲累大百科：睡眠、飲食、習慣、工作、壓力，讓你整天不累的70個妙招
疲れない大百科

作　　者　工藤孝文
譯　　者　李惠芬
編　　輯　賴芯葳
主　　編　吳珮旻
美術編輯　林政嘉
內頁設計　黃馨儀
排　　版　賴婀均
企　　劃　何嘉雯

發 行 人　朱凱蕾
出　　版　英屬維京群島商高寶國際有限公司台灣分公司
　　　　　Global Group Holdings, Ltd.
地　　址　台北市內湖區洲子街88號3樓
網　　址　gobooks.com.tw
電　　話　（02）27992788
電　　郵　readers@gobooks.com.tw（讀者服務部）
　　　　　pr@gobooks.com.tw（公關諮詢部）
傳　　真　出版部（02）27990909　行銷部（02）27993088
郵政劃撥　19394552
戶　　名　英屬維京群島商高寶國際有限公司台灣分公司
發　　行　英屬維京群島商高寶國際有限公司台灣分公司
初版日期　2020年09月

國家圖書館出版品預行編目（CIP）資料

遠離慢性疲勞!消除疲累大百科：睡眠、飲食、習慣、工作、壓力，讓你整天不累的70個妙招 / 工藤孝文作；李惠芬譯. -- 初版. -- 臺北市：高寶國際出版：希代多媒體發行, 2020.09
面；　公分. --（HD 128）
譯自：疲れない大百科

ISBN 978-986-361-894-2（平裝）

1.健康法　2.疲勞

411.1　　109010751

GOBOOKS
& SITAK
GROUP©